Die aktuelle

Cholesterin Tabelle

W0224074

Die aktuelle Cholesterin Tabelle

**Über 2300 Angaben
zu Cholesterin, Kalorien/Joule und Fett
Pro 100 Gramm und Portion
aller wichtigen Lebensmittel**

Herausgegeben von
Dr. Helmut Oberritter,
Deutsche Gesellschaft für Ernährung e. V. (DGE)

FALKEN

Im FALKEN Verlag sind zum Thema „Risikofaktor: Erhöhter Cholesterinspiegel" folgende Titel erschienen:
„Cholesterinarm kochen und genießen" (4442), ein Kochbuch mit vielen schmackhaften Rezepten für die ganze Familie.
„Arteriosklerose" (1020) aus der Reihe „Medizin aktuell".
„Diät bei Störungen des Fettstoffwechsels und zur Vorbeugung der Arteriosklerose" (3208) aus der Reihe „Diät heute".

CIP-Titelaufnahme der Deutschen Bibliothek

Die **aktuelle Cholesterintabelle**: über 2300 Angaben zu Cholesterin, Kalorien/Joule und Fett pro 100 Gramm und Portion aller wichtigen Lebensmittel / Hrsg. von Helmut Oberritter. – Niedernhausen/Ts.: FALKEN, 1989
(FALKEN Bücherei)
ISBN 3-8068-1088-5
NE: Oberritter, Helmut [Hrsg.]

ISBN 3 8068 1088 5

© 1989 by Falken-Verlag GmbH, 6272 Niedernhausen/Ts.
Titelbild: TLC-Foto-Studio GmbH, Bocholt
Die Ratschläge in diesem Buch sind von Autor und Verlag sorgfältig erwogen und geprüft, dennoch kann eine Garantie nicht übernommen werden. Eine Haftung des Autors bzw. des Verlages und seiner Beauftragten für Personen-, Sach- und Vermögensschäden ist ausgeschlossen.
Satz: Femoset, Wiesbaden
Druck: Ebner Ulm

817 2635 4453 6271

Inhaltsverzeichnis

Einleitung

Die Zeiten des Nahrungsüberflusses und der nahezu unbeschränkten Lebensmittelverfügbarkeit in der Bundesrepublik Deutschland haben den Menschen viel Freude am Essen und viel Genuß beschert. Leider haben diese angenehmen Folgen der heutigen Ernährungssituation aber auch ihre unangenehme Kehrseite.

Viele Menschen leiden unter ernährungsabhängigen Erkrankungen. Fettstoffwechselstörungen (zuviel Fett und Cholesterin im Blut), Herz-Kreislauf-Erkrankungen, Bluthochdruck, Gicht und Zuckerkrankheit können von einer falschen, meist zu üppigen, fett- und zuckerreichen Kost mitverursacht werden. Richtiges Essen und Trinken ist in der Behandlung dieser Erkrankungen daher besonders wirkungsvoll und sollte deshalb an erster Stelle stehen. Auch die Einnahme zahlreicher Medikamente wird oft überflüssig, wenn konsequent eine für die jeweilige Erkrankung maßgeschneiderte Ernährungsweise eingehalten wird.

Aber nicht nur zur Behandlung von Krankheiten ist dies sinnvoll. Vollwertiges Essen ist eine wichtige Voraussetzung, um stets fit, vital und leistungsfähig zu bleiben.

Wenn Sie an Fettstoffwechselstörungen leiden, müssen Sie ihre Ernährung umstellen und vor allem auf die Zufuhr von Fett und Cholesterin achten. Die vorliegende Cholesterintabelle hilft Ihnen dabei. Anhand der Angaben können Sie günstige, d.h. fett- und cholesterinarme Lebensmittel auswählen. Sie werden merken, daß richtiges Essen und Trinken nicht unbedingt Verzicht auf Genuß heißen muß. Wählen Sie deshalb aus dem reichhaltigen Lebensmittelangebot richtig, aber auch nach Ihrem Geschmack aus.

Auch wenn Sie nicht an Fettstoffwechselstörungen leiden, können Sie diese Tabelle nutzen und leicht eine vollwertige, fett- und cholesterinarme Ernährung zusammenstellen, die zu Wohlbefinden und Fitneß beiträgt.

Die Rolle des Cholesterins im Stoffwechsel

Störungen des Fettstoffwechsels sind gekennzeichnet durch zuviel Cholesterin oder Fett im Blut. Cholesterin ist eine fettähnliche Substanz, die in unterschiedlicher Menge ausschließlich in tierischen Lebensmitteln enthalten ist.
Unser Körper verwendet Cholesterin beispielsweise zur Herstellung von lebenswichtigen Hormonen, Gallensäuren und Vitamin D sowie für den Aufbau von Zellmembranen und Nervengewebe.
Cholesterin ist für den menschlichen Körper so wichtig, daß er es selbst herstellen kann. Diese Menge sowie das durch die Nahrung zugeführte Cholesterin beeinflussen die Höhe des Cholesterinspiegels im Blut. Nehmen Sie deshalb – dies gilt vor allem für Personen mit Fettstoffwechselstörungen – nicht mehr als durchschnittlich 300 mg Cholesterin am Tag zu sich. Bei ständig höherer Zufuhr kann sonst bei Menschen, die entsprechend veranlagt sind, der Cholesterinspiegel im Blut zu stark ansteigen.
Bei einem Cholesterinwert unter dem Normalwert von 200 mg pro 100 ml Blut ist in der Regel alles in Ordnung. Liegt der Cholesterinwert jedoch darüber, steigt das Risiko und Werte über 260 mg pro 100 ml Blut führen dazu, daß sich Fett an den Wänden der Blutgefäße ablagert (Arteriosklerose) und diese unelastisch und verengt werden. Herzinfarkt oder Schlaganfall sind häufige Folgen.
Da Fett im Wasser schlecht löslich ist, wird das Cholesterin von Eiweißkörpern, sogenannten Lipoproteinen, transportiert. Hier gibt es verschiedene „Transporteure", von denen die wichtigsten das LDL, (Low density lipoprotein = Lipoprotein geringer Dichte) und das HDL (High density lipoprotein = Lipoprotein hoher Dichte) sind.
LDL bringt das Cholesterin zu den Körperzellen und Organen, in denen es gebraucht wird. Bei bestimmten Fettstoffwechselstörungen wird nun das mit Cholesterin beladene LDL nicht oder nur unzureichend in die Zellen aufgenommen, es bleibt im Blut – eine Erhöhung des LDL im Blut und eine Cholesterinablagerung in den Wänden der Blutgefäße kann die Folge sein.
Im Gegensatz zu LDL transportiert das HDL das Cholesterin von den Körperzellen zur Leber, wo es abgebaut und da-

nach ausgeschieden wird. HDL fördert also die Entfernung des Cholesterins aus dem Körper und hat somit eine positive Schutzfunktion. Häufig wird daher das LDL-Cholesterin als das „böse" und das HDL-Cholesterin als das „gute" Cholesterin bezeichnet.

Was sind Triglyceride?

Wenn von zuviel Fett im Blut die Rede ist, so ist nicht immer das Cholesterin gemeint. Sogenannte Triglyceride, auch Neutralfette genannt, befinden sich ebenfalls im Blut. Triglyceride nehmen wir mit der Nahrung zu uns, denn das Fett, das wir essen, ist in Form von Triglyceriden aufgebaut. Ein Triglycerid setzt sich aus Glycerin und drei (= tri) Fettsäuren zusammen. Die Art der Fettsäuren entscheidet über die Qualität des Fettes. Man unterscheidet gesättigte, einfach ungesättigte und mehrfach ungesättigte Fettsäuren. Während der Körper beispielsweise gesättigte und einfach ungesättigte Fettsäuren selbst herstellen kann, ist er auf die Zufuhr von mehrfach ungesättigten Fettsäuren durch die Nahrung angewiesen. Sie sind lebensnotwendig – man spricht daher von essentiellen (= lebensnotwendigen) Fettsäuren.

Die Nahrungsfette werden im Magen-Darm-Trakt verdaut, d.h., sie werden mit Hilfe von fettspaltenden Verdauungsenzymen und Gallensäuren in ihre Grundbausteine zerlegt. Sodann können diese von der Darmwand aufgenommen werden. Sie werden dort wieder zu Triglyceriden zusammengebaut und zu den Organen, die sie benötigen, gebracht. Mit der Nahrung aufgenommene oder mit körpereigenen Fettsäuren aufgebaute Triglyceride werden im Blut durch sogenannte Chylomikronen und durch das Lipoprotein VLDL (Very low density lipoprotein = Lipoprotein sehr geringer Dichte) transportiert.

Eine leichte Erhöhung des Triglyceridspiegels im Blut stellt bei normalem Cholesterinspiegel nach heutigen Erkenntnissen kein erhöhtes Risiko für Herz-Kreislauf-Erkrankungen dar. Ist der Gehalt an den Triglyceriden im Blut jedoch zu hoch, liegt eine Fettstoffwechselstörung und damit ein erhöhtes Risiko vor.

Wie beim Cholesterin liegt beim Erwachsenen auch der Normalwert für den Triglyceridgehalt im Blut bei 200 mg pro 100 ml Blut. Bei erhöhten Werten, zwischen 250 mg und 500 mg pro 100 ml Blut, und vor allem bei gleichzeitig erhöhtem Cholesterinspiegel müssen entsprechende Maßnahmen, wie eine Ernährungsumstellung, durchgeführt werden, um den Wert zu senken.
Die Anlage, Fettstoffwechselstörungen zu entwickeln, ist erblich. Häufig aber ruft erst eine falsche, zu fett- und energiereiche Ernährung die Erkrankung hervor. Fettstoffwechselstörungen können durch eine Umstellung der Ernährung günstig beeinflußt werden. Die einzelnen Maßnahmen sollten jedoch immer nach Anweisung des Arztes erfolgen.
Neben Fettstoffwechselstörungen sind auch Rauchen, Bluthochdruck, Übergewicht, Zuckerkrankheit (Diabetes), mangelnde Bewegung und Streß als Risikofaktoren für die Entstehung von Arteriosklerose bzw. Schlaganfall oder Herzinfarkt anzusehen.

Risikofaktor Übergewicht

Übergewicht ist ein bedeutender Risikofaktor für die Entstehung von Herz-Kreislauf-Erkrankungen. Allein mit einer Normalisierung des Gewichts können bereits entscheidende Verbesserungen bei vielen ernährungsabhängigen Erkrankungen erzielt werden. Doch welches Gewicht ist das richtige?
Anstelle sehr genauer Angaben zum Idealgewicht ist heute die Auffassung getreten, daß das „richtige" Gewicht innerhalb eines relativ weiten Bereichs schwanken und individuell sehr verschieden sein kann. Nur wenn dieser Gewichtsbereich über- oder unterschritten wird, sind Beeinträchtigungen des Gesundheitszustandes zu befürchten.
Geht man vom sogenannten Sollgewicht (Körpergröße in cm minus 100 = Sollgewicht in kg) aus, so kann bei Männern das akzeptable Gewicht im Bereich von – 10% vom Sollgewicht bis + 10% vom Sollgewicht liegen. Ein Mann mit einer Größe von 1,80 m kann bei einem Sollgewicht von 80 kg mit seinem Gewicht im Bereich von 72 bis 88 kg

liegen. Bei Frauen ist ein Bereich von – 15% vom Sollgewicht bis + 10% vom Sollgewicht akzeptabel.
Man muß also nicht unbedingt das „Idealgewicht" anstreben, sondern sollte eher in dem individuellen Gewichtsbereich sein eigenes „Wohlfühlgewicht" finden.
Nach neueren Forschungsergebnissen ist nicht jede Übergewichtsform gleichermaßen als Risikofaktor anzusehen. Vor allem Fettpolster, die sich auf die Bauchregion konzentrieren, stellen einen Risikofaktor für Herz-Kreislauf-Erkrankungen dar. Diese Form des Übergewichts kommt vor allem bei Männern vor. Bei Frauen dagegen befinden sich unerwünschte Fettpolster meist im Hüftbereich – diese Art des Übergewichts ist nach den heutigen Erkenntnissen weniger gesundheitsgefährdend.
Der erste Schritt zum „Wohlfühlgewicht" ist die Einschränkung der Kalorienzufuhr. Als Hilfsmittel sind eine Fülle von Diätprinzipien auf dem Markt. Doch fast alle Blitz- und Wunderdiäten halten nicht das, was sie versprechen. Die in Aussicht gestellten Gewichtsabnahmen sind am Anfang hoch, aber vor allem auf hohe Flüssigkeitsverluste zurückzuführen. Der Abbau des Fettgewebes ist also geringer als die beobachtete Gewichtsabnahme. Häufig wird nach den Blitzdiäten in kurzer Zeit sogar ein höheres Gewicht erreicht als zu Beginn der Diät. Dieser Effekt des sich hochschaukelnden Gewichts läßt sich leicht erklären. Der Körper stellt sich bei starker Energieeinschränkung während einer Diät auf das „Sparen" von Energie ein. Wird nach einer Diät jedoch wieder normal gegessen, hat sich der Körper noch nicht umgestellt. Da er also immer noch weniger Energie (kcal bzw. kJoule) verbraucht, ihm mit der Nahrung aber mehr als während der Diät zugeführt wird, wandelt der Körper den Überschuß in Speicherfett um, das als Fettpolster sichtbar wird.
Der menschliche Körper nimmt es also übel, wenn man häufig die Höhe der Energiezufuhr stark variiert. Es ist deshalb sinnvoll, diese nur gering zu senken und langsam aber stetig abzunehmen. Hier haben sich spezielle Trainingsprogramme bewährt, die langfristig eine Änderung des Ernährungsverhaltens zum Ziele haben. Das Programm „Ich nehme ab" der Deutschen Gesellschaft für Ernährung hat diesen Ansatz berücksichtigt und wurde schon von Zehntausenden erfolgreich eingesetzt.

Vollwertige Ernährung – die gesunde Alternative

Mit einer vollwertigen Ernährung nach den Empfehlungen der DGE erhält der menschliche Organismus in der richtigen Menge alle Nährstoffe, die für Gesundheit, Wohlbefinden, für geistige und körperliche Leistungsfähigkeit benötigt werden.
Jeden Tag reichlich frisches Gemüse und Obst, bevorzugt als Rohkost, Milch, fettarme Milcherzeugnisse, Getreide bzw. Getreideerzeugnisse aus Vollkorn und Wasser, dafür weniger Fleisch und wenig Fleischwaren (fette Wurst unter anderem), vor allem auch wenig Zucker bzw. Süßes, Fett, Salz und Alkohol – so lauten die grundlegenden Empfehlungen für eine vollwertige Kost. Gerade die richtige Auswahl der Lebensmittel ist entscheidend. Dabei spielt ihre Herkunft (aus „alternativem" oder „konventionellem" Anbau) nur eine untergeordnete Rolle. Auch der Verarbeitungsgrad ist nicht bei allen Lebensmitteln für die ernährungsphysiologische Qualität ausschlaggebend.

Der Ernährungskreis

Der Ernährungskreis in dem die Grundnahrungsmittel in 7 Gruppen eingeteilt werden, ist für Sie ein einfaches Hilfsmittel, um die richtigen Lebensmittel aus dem großen Angebot auszuwählen. Jede Lebensmittelgruppe liefert bestimmte lebensnotwendige Nährstoffe in unterschiedlicher Menge:

- Milch und Milchprodukte liefern vor allem hochwertiges Eiweiß und Calcium.
- Fleisch, magere Wurst und Innereien sind vor allem als Eisenlieferanten, Seefisch als Jodlieferant und Eier als Vitamin-A-Lieferant besonders wichtig.
- Brot, Kartoffeln, Reis, Getreide und Getreideerzeugnisse sind günstige Kohlenhydratlieferanten und als Quellen für Vitamine, vor allem jene der Vitamin-B-Gruppe, aber auch für Mineral- und Ballaststoffe wichtig.
- Gemüse und Hülsenfrüchte sind reich an vielen Vitaminen, Mineralstoffen und Ballaststoffen.

- Obst versorgt uns mit Vitamin C und Kalium, Nüsse vor allem mit Vitamin B_1.
- Fette und Öle liefern uns lebenswichtige Fettsäuren und dienen als Träger für die fettlöslichen Vitamine.
- Getränke sind wichtig für unseren Wasserhaushalt.

Der menschliche Organismus wird ausreichend mit allen Nährstoffen versorgt, wenn gemäß den Empfehlungen der DGE aus allen 7 Gruppen Lebensmittel verzehrt werden und innerhalb der Gruppen möglichst täglich die Lebensmittel wechseln. Dies stellt gleichzeitig einen Schutz vor überhöhter Schadstoffaufnahme dar, da Belastungen durch eine einseitige Zufuhr von Lebensmitteln mit möglicherweise höheren Schadstoffgehalten vermieden werden.

Der Ernährungskreis zeigt, wie eine abwechslungsreiche Lebensmittelauswahl vorgenommen werden kann:

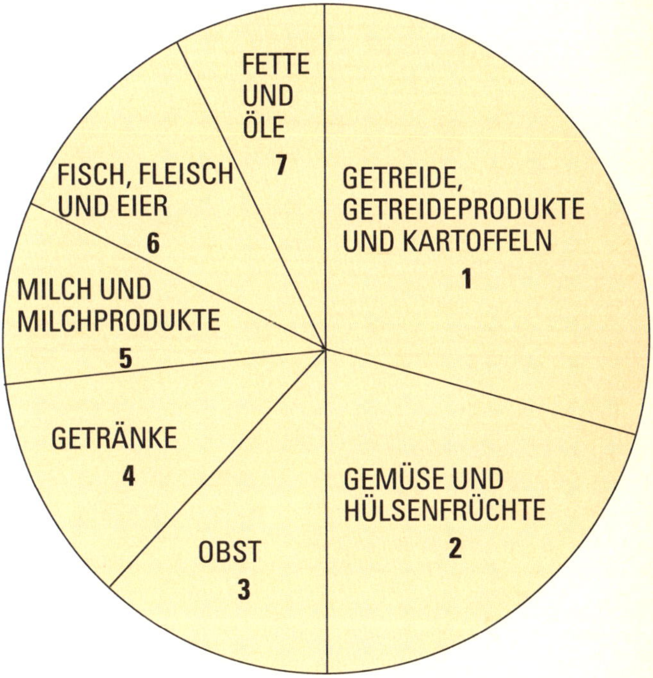

Wenn Sie Ihre Lebensmittel in der richtigen Menge aus allen 7 Gruppen auswählen und auf Frische und Abwechslung achten, ernähren Sie sich vollwertig.
Wählen Sie täglich und reichlich Lebensmittel aus den Gruppen 1 bis 5. Essen Sie weniger aus den Gruppen 6 und 7. Wechseln Sie vor allem bei der Wahl von Lebensmitteln aus der Gruppe 6 konsequent ab.

Die Auswahl der Lebensmittel aus den einzelnen Gruppen könnte beispielsweise folgendermaßen aussehen:

Gruppe 1: Getreide, Getreideprodukte und Kartoffeln

Täglich 5 bis 7 Scheiben Brot (ca. 200 bis 350 g) und 1 Portion Reis oder Nudeln (roh ca. 75 bis 90 g, gekocht 150 bis 200 g) oder 1 Portion Kartoffeln (ca. 250 bis 300 g = 4 bis 5 mittelgroße)

Gruppe 2: Gemüse und Hülsenfrüchte

Täglich mindestens 1 Portion Gemüse (ca. 200 g) oder Hülsenfrüchte (getrocknet ca. 60 g) und 1 Portion Salat (ca. 75 g)

Gruppe 3: Obst

Täglich mindestens 1 bis 2 Stück oder 1 bis 2 Portionen Obst (ca. 200 bis 250 g)

Gruppe 4: Getränke

Täglich 1 1/2 l Flüssigkeit (z.B. Wasser, Tee, Kaffee, verdünnte Obst- und Gemüsesäfte)

Gruppe 5: Milch und Milchprodukte

Täglich 1/4 l fettarme Milch und 2 Scheiben Käse

Gruppe 6: Fisch, Fleisch und Eier

Wöchentlich 1 bis 2 Portionen Seefisch (à 150 g); wöchentlich höchstens 2 bis 3mal 1 Portion Fleisch (max. 150 g) und Wurst; wöchentlich nur 3 Eier

Gruppe 7: Fette und Öle

Täglich höchstens 40 g Steich- oder Kochfett, z.B. 2 Eßlöffel Butter oder Margarine und 1 Eßlöffel hochwertiges Pflanzenöl

Das richtige Maß und die richtige Einteilung

Eine vollwertige Kost kennt keine strikten Gebote oder Verbote. Jeder kann, unter Berücksichtigung der dargestellten Empfehlungen, essen und trinken, was Spaß macht und schmeckt, falls aus medizinischer Sicht keine spezielle Diät eingehalten werden muß.
Diese Ernährungsweise ist zudem nicht teuer, weder arbeits- noch besonders zeitaufwendig und bedarf keiner aufwendigen Spezialkenntnisse.
Wichtig ist besonders die bedarfsgerechte tägliche Zufuhr an Kilokalorien bzw. Kilojoule. Ob die Energiezufuhr richtig ist, erkennt man am besten auf der Personenwaage, denn eine Veränderung des Körpergewichts zeigt, ob man zuviel oder zuwenig ißt. Nährstoffschonende Zubereitung und die Verteilung der Nahrungszufuhr auf mehrere kleine Mahlzeiten (ca. 5) am Tag tragen dazu bei, vom Morgen bis zum Abend fit zu sein.
Wer dann noch, wie bereits dargestellt, Obst, Gemüse und Vollkornprodukte in den Mittelpunkt seiner Ernährung stellt, den Fettverzehr reduziert und den Konsum von Alkohol, Zucker und Süßwaren nur als gelegentlichen Genuß versteht, wird mit seiner Ernährung einen wesentlichen Beitrag zur Erhaltung seiner Gesundheit und zum optimalen Wohlbefinden leisten.

Ernährungsempfehlungen bei Fettstoffwechselstörungen

Die vorangegangenen Empfehlungen berücksichtigen bereits wesentliche Gesichtspunkte, die auch für die Ernährung bei Fettstoffwechselstörungen wichtig sind. Da hier dennoch einige Aspekte speziell beachtet und da einige Ernährungsempfehlungen besonders betont werden müssen, sind die wichtigsten Regeln für die Ernährung bei erhöhtem Cholesterinspiegel zusammengefaßt:

- Senken Sie vorhandenes Übergewicht. Damit können Sie gleichzeitig erhöhte Cholesterin- und Triglyceridspiegel normalisieren.

- Essen Sie weniger Fett. Der Anteil an Fett in bezug auf die zugeführte Energiemenge (Kalorien bzw. Joule) sollte pro Tag 25 bis 30% nicht überschreiten. Das wären beispielsweise bei einer Energiemenge von 2200 kcal ein Anteil von 550 bis 660 kcal für Fett, entsprechend etwa 60 bis 70 g Fett (1 g Fett liefert 9 kcal). Die Aufteilung einer Tagesfettmenge von 70 g kann beispielsweise folgendermaßen aussehen:

  „Sichtbares" Fett: 35 Gramm
  - Streichfett: 20 g Butter/ Margarine
  - Kochfett: 10 g Butter/Margarine + 10 g Öl

  „Verstecktes" Fett: 35 Gramm
  - 125 g mageres Fleisch
  - 250 ml Milch (1,5% Fett)
  - 50 g Käse (40% Fett i. Tr.)
  - 25 g Vegetarische Paste

- Bei Streich- und Kochfett können Sie am leichtesten den Fettkonsum einschränken. Achten Sie aber besonders auf die „versteckten" Fette, und reduzieren Sie den Verzehr fettreicher, vor allem tierischer Lebensmittel, z.B. Wurst, fettes Fleisch, fette Käsesorten, Sahne, Mayonnaise, Eier, Torten, Schokolade oder Nüsse.

- Wählen Sie fettarme Nahrungsmittel. Kaufen Sie magere Wurst, wie Geflügelwurst, rohen und gekochten Schinken (ohne Fettrand), Fleischwaren in Aspik und deutsches Corned beef. Achten Sie auch beim Käse auf den Fettgehalt. Kochkäse, Harzer Käse, magerer Speisequark und fettarme Milchprodukte mit einem Fettgehalt von 30% in der Trockenmasse (Fett i. Tr.) sind bei einer fettarmen Ernährung geeignet.

- Kochen, braten und backen Sie ganz ohne Fett. Bratenfolie, Schnellkochtopf, Grill und Mikrowellengerät sind dabei sehr hilfreich.

- Essen Sie anstatt tierischer Fette, wie Butter und Schmalz, lieber pflanzliche Fette, die reich an mehrfach ungesättigten Fettsäuren sind. Diese sind beispielsweise in hochwertigen Margarinesorten, Distel-, Sonnenblumen-, Keim- und Sojaöl enthalten. Gesättigte Fette, die vor allem in tierischen Lebensmitteln vorkommen, haben eine ungünstige Wirkung auf die Höhe des Cholesterinspiegels, während mehrfach ungesättigte Fette aus pflanzlichen Lebensmitteln sich bei Fettstoffwechselstörungen eher günstig auswirken.

- Schränken Sie den Konsum cholesterinreicher Lebensmittel stark ein. Vor allem Eier, Butter, Sahne, Mayonnaise, Innereien, fette Wurst und fettes Fleisch sind reich an Cholesterin. Achten Sie darauf, täglich mit der Nahrung auf keinen Fall mehr als 300 mg Cholesterin zu sich zu nehmen.

- Essen Sie ballaststoffreiche Lebensmittel, denn Ballaststoffe können den Blutfettspiegel senken. Viele Ballaststoffe sind in Getreide und Getreideprodukten, vor allem aus Vollkorn, in Hülsenfrüchten, Gemüse und Obst enthalten. Jeden Tag 30 g Ballaststoffe (siehe Seite 76 f.) und mehr wären ideal. Darüber hinaus sättigen ballaststoffreiche Lebensmittel und enthalten meist nur sehr geringe Maße Fett.

- Essen Sie zweimal pro Woche Seefisch. In Seefisch, vor allem in Makrele und Lachs, sind sogenannte Omega-3-Fettsäuren enthalten, die nach neueren wissenschaftlichen Erkenntnissen einen günstigen Einfluß auf erhöhte Cholesterin- und Blutfettwerte haben können.

Sind auch Ihre Triglyceridwerte erhöht, ist es erforderlich, zusätzlich folgende Empfehlungen zu beachten:

- Schränken Sie bitte den Konsum an Zucker, auch „Diabetikerzucker", und zuckerreichen Lebensmitteln wie Süßigkeiten, Honig, Kuchen, Marmelade und süßen Getränken stark ein. Süßen Sie eventuell mit Süßstoff.

- Alkoholische Getränke sollten Sie meiden.

Hier soll noch einmal betont werden: Wichtig ist es, alle diätetischen Maßnahmen mit dem Arzt abzustimmen.

Die Cholesterintabelle

Wichtige Hinweise

In der CHOLESTERINTABELLE sind der Energiegehalt in Kilokalorien und Kilojoule (kcal bzw. kJ), der Fettgehalt (g) und der Cholesteringehalt (mg) von ca. 1200 der gängigsten Lebensmittel und Gerichte aufgeführt. Bei den Angaben zu fertigen Gerichten liegen Standardrezepte zugrunde. Die Angaben sind sowohl für 100 g des entspechenden Lebensmittels oder Gerichts als auch für die üblichen Portionsgrößen wie Stück, Portion, Scheibe, Eßlöffel, Teelöffel, Tasse, Teller und andere wiedergegeben. Das ermöglicht eine praxisgerechte, schnelle Nutzung der Tabelle.
Die zusätzliche Markierung (** und *) vermittelt ebenfalls einen Überblick über den Cholesteringehalt von Lebensmitteln. Mit ** sind die Lebensmittel mit einem hohen Cholesteringehalt über 100 mg je 100 g eines Lebensmittels oder Gerichts versehen. Mit * sind die Lebensmittel und Gerichte markiert, die einen mittleren bzw. niedrigen Cholesteringehalt zwischen 5 mg und 100 mg je 100 g Lebensmittel aufweisen. Lebensmittel ohne Markierung liefern kein oder nur sehr wenig Cholesterin, unter 5 mg je 100 g Lebensmittel.
Mit diesen Markierungen wird also leicht ersichtlich, welche Lebensmittel für die Ernährung bei Fettstoffwechselstörungen nicht geeignet sind, bzw. welche Lebensmittel

nur in geringen Mengen verzehrt werden sollten und welche Sie bevorzugen sollten.
Bedenken Sie dabei aber stets, daß auch der Fettgehalt der Lebensmittel eine ausschlaggebende Rolle spielt. Besonders günstig ist es, Lebensmittel auszuwählen, die sowohl wenig Cholesterin als auch wenig Fett enthalten. Tierische Fette bzw. fettreiche tierische Lebensmittel sind ungünstig.
Bei den Lebensmitteln, die roh verwendet werden und entsprechend in der Tabelle angegeben sind, bezieht sich der Nährstoffgehalt auf den verzehrbaren Anteil.
In vielen Fällen, z.B. bei Obst, ist jedoch auch das Ausgangsgewicht in Klammern hinter der Lebensmittelbezeichnung angegeben. Um die einzelnen Lebensmittel vergleichbar zu machen, wurden diese nach Produktgruppen geordnet. Innerhalb dieser Gruppen finden Sie zuerst die Lebensmittel mit eventuell daraus hergestellten Speisen, im Anschluß daran jene Gerichte, die aus verschiedenen Lebensmitteln dieser Gruppe zubereitet sind.
Um die sinnvolle Auswahl von Lebensmitteln noch weiter zu erleichtern, finden Sie im Anhang vier Spezialtabellen. Dort werden noch einmal jeweils 50 Lebensmittel zusammengefaßt. In den Tabellen zum Fettgehalt und Cholesteringehalt sind Lebensmittel mit jeweils hohem Gehalt dargestellt. Eine weitere Tabelle zeigt die Lebensmittel mit hohen Gehalten an mehrfach ungesättigten Fettsäuren. Ballaststoffreiche, für eine vollwertige Ernährung daher wichtige Lebensmittel sind in einer weiteren Tabelle aufgelistet.

Abkürzungen und Erläuterungen

kcal	= Kilokalorie (1 kcal = 1000 cal)
kJ	= Kilojoule (1 kJ = 1000 Joule)
1 Kilokalorie	= 4,184 Kilojoule
1 Kilojoule	= 0,239 Kilokalorien
Chol.	= Cholesterin
MUF	= mehrfach ungesättigte Fettsäuren
EL	= Eßlöffel
geh. EL	= gehäufter Eßlöffel
TL	= Teelöffel
g	= Gramm
ml	= Milliliter
i. Tr.	= in Trockenmasse
1 Port.	= Portion
kl.	= kleine (r)
–	= es liegen keine Angaben vor

Lebensmittel	g	Brennwert kcal	kJ	Fett g	Chol. mg

Brot und Brötchen

Lebensmittel	g	kcal	kJ	Fett g	Chol. mg
Baguette	100	265	1110	0,7	0
1 Stück	250	663	2775	1,9	0
Baguettebrötchen	100	270	1129	0,7	0
1 Stück	150	405	1694	1,1	0
Brötchen	100	265	1110	0,7	0
1 Stück	45	119	500	0,3	0
Brötchen (Leins.-, Mohn-, Sesam-)	100	279	1168	2,4	0
1 Stück	50	140	584	1,2	0
Fladenbrot	100	265	1111	0,7	0
1 Stück	500	1325	5555	3,6	0
Grahambrot	100	205	859	1,1	0
1 Scheibe	40	82	344	0,5	0
Graubrot (Mehrkornbrot)	100	230	961	1,6	0
1 Scheibe	50	115	481	0,8	0
Knäckebrot	100	319	1335	2,1	0
1 Scheibe	10	32	134	0,2	0
Knäckebrot (Mehrkorn)	100	321	1344	2,1	0
1 Scheibe	10	32	134	0,2	0
Knäckebrot mit Sesam	100	340	1423	5,8	0
1 Scheibe	10	34	142	0,6	0
Knäckeweizenbrot mit Buttermilch	100	320	1340	2,1	1
1 Scheibe	10	32	134	0,2	0
Leinsamenbrot	100	257	1078	3,7	0
1 Scheibe	40	103	431	1,5	0
Mehrkornbrötchen	100	263	1103	2,0	0
1 Stück	60	158	662	1,2	0
Paniermehl	100	379	1586	2,0	0
1 EL	10	38	159	0,2	0
Pumpernickel	100	190	794	1,0	0
1 Scheibe	30	57	238	0,3	0
Roggenbrot	100	268	1120	1,3	0
1 Scheibe	45	121	504	0,6	0
Roggenbrötchen	100	252	1057	1,0	0
1 Stück	60	151	634	0,6	0
Roggen- oder Weizenmischbrot	100	265	1109	1,0	0
1 Scheibe	45	119	499	0,5	0
Roggenschrotbrot	100	223	934	1,3	0
1 Scheibe	50	112	467	0,6	0
Röstbrotwürfel (Croûtons)	100	332	1392	1,7	0
5 Stück	5	17	70	0,1	0
Toastbrot	100	400	1676	5,1	2
1 Scheibe	20	80	335	1,0	0
Käsetoast mit Schinken*	100	335	1404	20,4	67
1 Port.	50	168	702	10,2	34

Lebensmittel	g	Brennwert kcal	kJ	Fett g	Chol. mg
Schinkentoast*	100	195	818	9,8	43
1 Port.	60	117	491	5,9	26
Toast Hawaii*	100	319	1335	19,3	65
1 Port.	120	383	1602	23,2	78
Vollkornbrot (Mehrkornbrot)	100	230	961	1,6	0
1 Scheibe	50	115	481	0,8	0
Vollkornbrot (Roggen)	100	217	909	1,2	0
1 Scheibe	50	109	455	0,6	0
Vollkornbrot (Weizen)	100	289	1211	3,5	1
1 Scheibe	50	145	606	1,8	1
Vollkornbrötchen	100	228	955	1,6	0
1 Stück	60	137	573	0,9	0
Vollkornroggenbrötchen m. Kümmel	100	228	954	2,0	0
1 Stück	50	114	477	1,0	0
Vollkornweizenbrötchen m. Mohn	100	246	1031	3,7	0
1 Stück	50	123	516	1,8	0
– m. Rosinen	100	236	990	1,5	0
1 Stück	50	118	495	0,7	0
– m. Sesam	100	248	1037	4,1	0
1 Stück	50	124	519	2,0	0
– m. Sonnenblumenkernen	100	248	1038	3,9	0
1 Stück	50	124	519	2,0	0
Vollkornzwieback	100	325	1362	8,6	0
1 Stück	10	33	136	0,9	0
Weizenbrot mit Rosinen	100	269	1125	0,7	0
1 Scheibe	45	121	506	0,3	0
Weizenschrotbrot	100	269	1126	1,7	2
1 Scheibe	50	135	563	0,9	1
Weizenschrotbrötchen	100	272	1137	0,9	0
1 Stück	60	163	682	0,5	0
Zwiebelbrötchen (Roggen)	100	254	1064	0,7	0
1 Stück	50	127	532	0,4	0
Big Mac*	100	234	980	10,2	40
1 Port.	240	562	2352	24,4	96
Cheeseburger*	100	276	1157	14,4	32
1 Stück	120	331	1388	17,3	38
Hamburger*	100	263	1100	12,8	26
1 Port.	120	316	1320	15,4	31

Lebensmittel	g	Brennwert kcal	kJ	Fett g	Chol. mg

Getreide und Getreideprodukte

Lebensmittel	g	kcal	kJ	Fett g	Chol. mg
Buchweizen (Korn), geschält	100	360	1508	1,7	0
1 EL	20	72	302	0,3	0
Buchweizengrütze	100	362	1517	1,6	0
1 EL	20	72	303	0,3	0
Buchweizenschrot (Type 1700)	100	363	1521	1,7	0
1 EL	20	73	304	0,3	0
Buchweizenvollkornmehl	100	360	1506	2,7	0
1 EL	20	72	301	0,5	0
Cornflakes	100	369	1545	0,6	0
1 Port.	30	111	464	0,2	0
Gerste	100	333	1393	2,1	0
1 EL	20	67	279	0,4	0
Gerstenflocken	100	346	1450	2,1	0
1 geh. EL	15	52	218	0,3	0
Gerstengraupen	100	352	1474	1,5	0
1 EL	20	70	295	0,3	0
Gerstengrütze	100	346	1450	2,1	0
1 EL	20	69	290	0,4	0
Gerstenschrot	100	333	1393	2,1	0
1 EL	20	67	279	0,4	0
Grünkern (Vollkorn)	100	343	1435	2,7	0
1 EL	20	69	287	0,5	0
Grünkernmehl (Type 650-1800)	100	355	1487	2,0	0
1 EL	20	71	297	0,4	0
Grünkernschrot (Type 1700)	100	353	1478	2,7	0
1 EL	20	71	296	0,5	0
Hafer (Vollkorn)	100	381	1594	7,1	0
1 geh. EL	20	76	319	1,4	0
Haferbrei*	100	76	320	3,2	23
1 Port.	180	137	576	5,7	41
Haferflocken	100	384	1607	7,0	0
1 geh. EL	10	38	161	0,7	0
Haferflockenbrei*	100	78	327	3,1	33
1 Port.	150	117	491	4,6	50
Hafergrütze	100	395	1654	5,8	0
1 EL	20	79	331	1,2	0
Haferschleim	100	17	73	0,1	0
1 Port.	60	10	44	0,1	0
Haferschrot (Type 1700)	100	380	1589	7,1	0
1 EL	20	76	318	1,4	0
Müsli m. Tr.-Obst u. Nüssen	100	428	1791	17,1	0
1 Port.	40	171	716	6,8	0
Müsli m. Milch, Zucker u. Obst	100	203	852	3,1	2
1 Port.	150	305	1278	4,7	3

Lebensmittel	g	Brennwert kcal	kJ	Fett g	Chol. mg
Hirse (Vollkorn)	100	323	1351	2,9	0
1 geh. EL	20	65	270	0,6	0
Hirseflocken	100	373	1561	3,5	0
1 geh. EL	12	45	187	0,4	0
Hirsemehl	100	364	1525	3,5	0
1 EL	20	73	305	0,7	0
Mais	100	351	1471	3,8	0
1 Port.	200	702	2942	7,6	0
Maisgrieß	100	367	1535	1,2	0
1 geh. EL	20	73	307	0,2	0
Maismehl (Type 650-1800)	100	355	1487	2,8	0
1 geh. EL	8	28	119	0,2	0
Polenta (Maisbrei)	100	431	1806	13,8	0
1 Port.	150	647	2709	20,7	0
Popcorn , süß	100	409	1714	0,4	0
1 Beutel	40	164	686	0,2	0
Naturreis	100	353	1475	2,2	0
1 Port.	60	212	887	1,3	0
Naturreis, gegart	100	118	493	0,7	0
1 Port. (ca. 65 g Trockenprodukt)	180	229	959	1,4	0
Reis, geschält	100	351	1469	0,6	0
1 Port.	60	211	882	0,4	0
Reis, geschält, gegart	100	117	490	0,2	0
1 Port. (ca. 65 g Trockenprodukt)	180	228	955	0,4	0
Reismehl	100	359	1501	0,7	0
1 EL	20	72	300	0,1	0
Reisstärke	100	361	1511	0,0	0
1 EL	20	72	302	0,0	0
Rice-crispies	100	404	1691	0,7	0
1 EL	2	8	34	0,0	0
Milchreis mit Zucker und Zimt*	100	166	693	5,9	18
1 Port.	150	249	1040	8,8	27
Nasi Goreng*	100	237	991	10,0	22
1 Port.	300	711	2973	30,1	66
Paella*	100	188	786	7,2	32
1 Port.	300	564	2358	21,7	96
Puffreis	100	395	1653	0,5	0
1 geh. EL	2	8	33	0,0	0
Puffreis mit Zucker/Honig	100	409	1714	0,4	0
1 geh. EL	2	8	34	0,0	0
Roggen (Vollkorn)	100	314	1313	1,7	0
1 geh. EL	20	63	263	0,3	0
Roggenmehl (Type 1150)	100	328	1374	1,5	0
1 geh. EL	15	49	206	0,2	0
Roggenvollkornmehl	100	300	1256	1,3	0
1 geh. EL	20	60	251	0,3	0

Lebensmittel	g	Brennwert kcal	kJ	Fett g	Chol. mg
Weizenflocken	100	354	1481	2,0	0
1 geh. EL	12	42	178	0,2	0
Weizengrieß	100	358	1499	0,9	0
1 geh. EL	20	72	300	0,2	0
Weizengrütze	100	375	1569	2,0	0
1 EL	20	75	314	0,4	0
Weizenmehl (Type 405)	100	364	1523	1,0	0
1 geh. EL	15	55	228	0,2	0
Weizenmehl (Type 812)	100	356	1490	1,3	0
1 EL	20	71	298	0,3	0
Weizenmehl (Type 1050)	100	355	1487	1,8	0
1 EL	20	71	297	0,3	0
Weizenschrot (Type 1700)	100	337	1410	2,3	0
1 EL	20	67	282	0,5	0
Weizen (Korn), geschält	100	326	1363	2,0	0
1 EL	20	65	273	0,4	0
Weizenkeime	100	369	1545	9,0	0
1 geh. EL	12	44	185	1,1	0
Weizenkleie	100	203	851	5,0	0
1 geh. EL	10	20	85	0,5	0
Weizenvollkornmehl	100	333	1396	2,4	0
1 EL	20	67	279	0,5	0
Getreidesprossen	100	73	304	0,4	0
1 Port.	50	37	152	0,2	0
Grießbrei*	100	66	275	2,5	20
1 Port.	150	99	413	3,8	30
Grießpudding*	100	76	319	3,9	33
1 Port.	150	114	479	5,8	50
Grießsuppe*	100	99	413	3,2	11
1 Port.	200	198	826	6,4	22
Dampfnudeln*	100	95	396	3,4	10
1 Port.	150	143	594	5,1	15
Germknödel*	100	341	1429	18,1	46
1 Stück	55	188	786	10,0	25
Hefeklöße aus dem Backofen*	100	317	1328	11,3	46
1 Stück	45	143	598	5,1	21
Semmelknödel*	100	130	544	4,7	82
1 Stück	150	195	816	7,1	123
Zwetschgenknödel m. Zu. u. Zimt*	100	149	622	5,0	43
1 Port.	150	224	933	7,4	65

Lebensmittel	g	Brennwert kcal	kJ	Fett g	Chol. mg

Backwaren, süß und pikant

Lebensmittel	g	kcal	kJ	Fett g	Chol. mg
Amerikaner*	100	317	1329	7,8	62
1 Stück	150	476	1994	11,7	93
Apfelkuchen aus Hefeteig, 1 Stück*	100	140	586	3,3	22
Apfelkuchen aus Rührteig, 1 Stück*	100	217	908	9,2	89
Apfelkuchen, gedeckt aus Mürbeteig, fettreich, 1 Stück*	100	216	904	7,5	22
Apfelstrudel	100	157	656	4,9	1
1 Stück	150	236	984	7,4	2
Apfelscheiben in Rumteig*	100	117	488	1,7	45
1 Port.	150	176	732	2,5	68
Aprikosentorte aus Rührteig mit Nüssen, 1 Stück*	100	219	918	9,2	64
Baiser	100	279	1167	0,1	0
1 Stück	15	42	175	0,0	0
Bananen im Ausbackteig**	100	150	629	2,5	105
1 Port.	150	225	944	3,7	158
Berliner (Kräppel, Krapfen)**	100	334	1399	11,8	126
1 Stück	55	184	769	6,5	69
Baumkuchen**	100	429	1796	24,0	202
1 Stück	70	300	1257	16,8	141
Bienenstich aus Hefeteig*	100	294	1232	14,0	59
1 Stück	75	221	924	10,5	44
Biskuitrolle m. Erdbeersahne**	100	219	916	11,3	111
1 Stück	60	131	550	6,8	67
Biskuitrolle m. Zitronencreme**	100	217	907	7,7	142
1 Stück	60	130	544	4,6	85
Biskuitschnitte**	100	262	1095	12,2	102
1 Stück	45	118	493	5,5	46
Blätterteig, tiefgefr. (a. Marg.)	100	455	1904	30,6	0
1 Paket	450	2048	8568	137,7	0
Blätterteigstückchen*	100	392	1642	25,7	76
1 Stück	70	274	1149	18,0	53
Buchteln aus Hefeteig*	100	362	1515	13,6	66
1 Port.	90	326	1364	12,3	59
Buttergebäck**	100	474	1986	22,9	115
1 Stück	10	47	199	2,3	12
Butterkekse (Mürbekekse)*	100	421	1764	15,8	46
1 Stück	5	21	88	0,8	2
Butterkuchen aus Hefeteig*	100	384	1609	16,8	44
1 Stück	60	230	965	10,1	26
Cremetorte**	100	224	936	9,2	184
1 Stück	120	269	1123	11,0	221

Lebensmittel	g	Brennwert kcal	kJ	Fett g	Chol. mg
Croissant (Butterhörnchen)*	100	410	1717	25,8	25
1 Stück	45	185	773	11,6	11
Donauwellen, 1 Stück*	100	308	1291	16,5	94
Dresdner Stollen, 1 Stück*	100	412	1727	20,4	54
Elisenlebkuchen*	100	414	1735	13,0	85
1 Stück	40	166	694	5,2	34
Erdbeer-Sahne-Torte*	100	203	849	10,2	68
1 Stück	120	244	1019	12,3	82
Erdnußflips	100	558	2336	34,5	0
1 Tüte	150	837	3504	51,7	0
Frankfurter Kranz**	100	361	1511	22,7	114
1 Stück	55	199	831	12,5	63
Früchtekuchen*	100	331	1386	7,3	93
Früchtebrot aus Rührteig*	100	332	1388	7,3	93
Hefeteig*	100	284	1188	6,0	49
Hefezopf mit Rosinen**	100	316	1325	9,0	106
1 Stück	70	221	927	6,3	74
Heidesand aus Rührteig*	100	470	1968	23,8	68
1 Stück	6	28	118	1,4	4
Honigkuchen, feiner*	100	338	1414	3,6	64
1 Stück	70	237	990	2,5	45
Kirschstrudel	100	218	914	6,5	1
1 Stück	150	327	1371	9,7	2
Kräcker	100	404	1690	3,4	1
1 Stück	5	20	85	0,2	0
Knabbergebäck	100	364	1525	0,5	0
1 Port.	50	182	763	0,3	0
Käsekuchen (Hefeteig), 1 Stück*	100	319	1334	16,8	77
Käse-Sahne-Torte**	100	264	1106	11,5	156
1 Stück	120	317	1327	13,8	187
Käse-Windbeutel aus Brandmasse	100	334	1397	27,4	186
1 Stück	120	401	1676	32,9	223
Königskuchen**	100	359	1505	13,5	117
1 Stück	70	251	1054	9,5	82
Kümmelstange*	100	366	1533	16,8	68
1 Stück	70	256	1073	11,8	48
Laugengebäck	100	239	1001	1,8	0
1 Stück	55	131	551	1,0	0
Lebkuchen, Nürnberger*	100	414	1735	13,0	85
1 Stück	40	166	694	5,2	34

Lebensmittel	g	Brennwert kcal	kJ	Fett g	Chol. mg
Lebkuchen, weißer**	100	344	1441	9,5	165
1 Stück	100	289	1208	5,0	248
Löffelbiskuits**	100	289	1208	5,0	248
1 Stück	5	14	60	0,3	12
Makronen	100	396	1660	14,5	0
1 Stück	12	48	199	1,7	0
Makronentorte*	100	432	1809	20,0	69
1 Stück	120	518	2171	24,0	83
Mandeltorte aus Mürbeteig**	100	466	1952	30,1	168
1 Stück	120	559	2342	36,2	202
Marmorkuchen**	100	406	1700	21,1	166
1 Stück	70	284	1190	14,7	116
Marzipanplundergebäck*	100	404	1693	22,5	94
1 Stück	90	364	1524	20,2	85
Marzipanstollen aus Hefeteig*	100	398	1666	17,1	49
Mohnstollen aus Hefeteig*	100	332	1392	14,7	49
Mürbeteig**	100	453	1897	21,0	112
Müslikekse (Vollkorn)	100	424	1775	19,0	0
1 Stück	5	21	89	1,0	0
Mokka-Sahne-Torte a. Biskuit**	100	313	1311	20,0	117
1 Stück	120	376	1573	24,1	140
Möhren-Nuß-Torte a. Biskuit**	100	285	1193	10,1	155
1 Stück	120	342	1432	12,2	186
Nußkuchen aus Rührteig	100	291	1220	8,7	2
1 Stück	50	146	610	4,3	1
Nußecken aus Mürbeteig*	100	491	2054	28,2	76
1 Stück	100	491	2054	28,2	76
Nußprinten*	100	456	1908	19,2	14
1 Stück	20	91	382	3,8	3
Obstkuchen a. Quark-Öl-Teig, 1 Stück*	100	291	1218	14,4	85
Obsttörtchen aus Mürbeteig	100	224	937	6,3	1
1 Stück	130	291	1218	8,2	1
Pfefferkuchen*	100	351	1469	4,8	45
1 Stück	10	35	147	0,5	5
Pfeffernüsse*	100	354	1484	3,0	53
1 Stück	6	21	89	0,2	3
Pflastersteine	100	390	1631	7,1	1
1 Stück	12	47	196	0,8	0
Printen, Achener*	100	456	1908	19,2	14
1 Stück	20	91	382	3,8	3
Pizza mit Tomaten Käse und Salami	100	103	431	4,9	6
1 Port.	200	206	862	9,9	12

Lebensmittel	g	Brennwert kcal	Brennwert kJ	Fett g	Chol. mg
Prinzregententorte aus Rührteig**	100	431	1806	30,8	140
1 Stück	120	517	2167	36,9	168
Quark-Apfel-Torte*	100	201	843	10,1	50
1 Stück	120	241	1012	12,2	60
Quarkstollen aus Rührteig*	100	372	1557	14,9	57
1 Stück	70	260	1090	10,4	40
Quarkstrudel*	100	261	1091	12,7	68
1 Stück	150	392	1637	19,1	102
Quiche Lorraine	100	192	803	14,3	99
1 Port.	180	346	1445	25,8	178
Rehrücken aus Biskuitmasse**	100	393	1644	17,0	155
1 Stück	70	275	1151	11,9	109
Rhabarberkuchen mit Baiser aus Rührteig, 1 Stück*	100	201	841	10,1	42
Rheinische Mutzen aus Rührteig**	100	309	1295	3,3	137
1 Stück	25	77	324	0,8	34
Rodonkuchen aus Rührteig*	100	374	1565	12,6	95
1 Stück	70	262	1096	8,8	67
Rührkuchen**	100	366	1531	15,4	100
1 Stück	70	256	1072	10,8	70
Russisch Brot (Buchstabengeb.)	100	267	1119	0,5	0
1 Stück	5	13	56	0,0	0
Sachertorte**	100	343	1435	11,6	182
1 Stück	120	412	1722	13,9	218
Salzgebäck*	100	366	1533	16,8	68
1 Port.	50	183	767	8,4	34
Salzstangen	100	364	1525	0,5	0
1 Stück	2	7	31	0,0	0
Sandkuchen**	100	440	1844	24,0	177
1 Stück	70	308	1291	16,8	124
Schnecken aus Hefeteig*	100	342	1431	8,9	41
1 Stück	70	239	1002	6,2	29
Schuhsohle, gefüllt, aus Blätterteig, 1 Stück*	100	391	1635	29,8	48
Schwarzwälder Kirschtorte*	100	263	1103	13,7	93
1 Stück	120	316	1324	16,5	112
Schwarzweißgebäck a. Mürbeteig*	100	435	1820	18,0	96
1 Stück	5	22	91	0,9	5
Schweinsohren aus Blätterteig*	100	470	1967	29,4	16
1 Stück	50	235	984	14,7	8
Spritzgebäck*	100	515	2158	28,7	74
1 Stück	10	52	216	2,9	7
Spitzbuben aus Mürbeteig*	100	423	1769	15,1	38
1 Stück	20	85	354	3,0	8
Springerle*	100	352	1472	2,7	98
1 Stück	10	35	147	0,3	10

Lebensmittel	g	Brennwert kcal	kJ	Fett g	Chol. mg
Streuselkuchen aus Hefeteig*	100	391	1635	14,5	41
1 Port.	70	274	1145	10,1	29
Tortenboden aus Biskuitteig**	100	286	1199	17,6	124
1 Boden	200	572	2398	35,2	248
Tortenboden aus Mürbeteig**	100	399	1672	22,5	163
1 Boden	300	1197	5016	67,4	489
Vanillemürbchen*	100	466	1952	29,2	84
1 Stück	8	37	156	2,3	7
Vanillekipferl aus Rührteig**	100	505	2115	28,8	192
1 Stück	8	40	169	2,3	15
Vollkornkekse	100	433	1812	21,4	0
1 Stück	5	22	91	1,1	0
Vollkornpizza	100	104	435	4,2	5
1 Port.	200	208	870	8,3	10
Wiener Sandtorte**	100	432	1809	23,5	185
1 Stück	70	302	1266	16,5	130
Wiener Hörnchen aus Hefeteig*	100	413	1730	20,8	85
1 Stück	50	207	865	10,4	43
Wespennester aus Baisermasse	100	437	1831	15,7	2
1 Stück	25	109	458	3,9	1
Windbeutel, mit Sahne gefüllt, aus Brandteig, 1 Stück**	100	255	1066	18,8	152
Zimtsterne aus Baisermasse	100	415	1736	16,6	0
1 Stück	15	62	260	2,5	0
Zuckerkuchen aus Hefeteig*	100	363	1518	14,0	28
1 Stück	70	254	1063	9,8	20
Zitronen-Sahne-Torte a. Biskuittg.**	100	287	1200	14,8	146
1 Stück	120	344	1440	17,8	175
Zwetschgenkuchen a. Hefeteig, 1 Stück*	100	178	745	3,8	25
Zwieback*	100	428	1790	7,9	60
1 Stück	10	43	179	0,8	6
Zwieback, eifrei	100	403	1687	4,3	0
1 Stück	7	28	118	0,3	0
Zwiebelkuchen*	100	207	867	9,7	46
1 Stück	75	155	650	7,3	35

Eier und Teigwaren

Hühnerei**	100	168	703	11,2	580
1 Stück (Gew.kl. 3, 60g)	55	92	387	6,2	319
Hühnereigelb, frisch**	100	372	1558	31,4	1650
mittelgroß	20	74	312	6,3	330
Hühnereiweiß, frisch	100	49	206	0,1	0
mittelgroß	35	17	72	0,1	0

Lebensmittel	g	Brennwert kcal	kJ	Fett g	Chol. mg

Teigwaren

Eierteigwaren*	100	358	1498	1,8	46
1 Port.	80	286	1198	1,4	37
Eierteigwaren, Makkaroni*	100	385	1611	1,7	94
1 Port.	80	308	1289	1,4	75
Eierteigwaren, Spaghetti*	100	403	1686	1,1	94
1 Port.	80	322	1349	0,9	75
Eierteigwaren mit Spinat*	100	358	1498	1,8	46
1 Port.	80	286	1198	1,4	37
Eierteigwaren mit Tomaten*	100	358	1498	1,8	46
1 Port.	80	286	1198	1,4	37
Vollkornteigwaren	100	342	1432	3,6	68
1 Port.	80	274	1146	2,9	54

Nudel- und Eierzubereitungen

Cannelloni**	100	113	475	5,3	202
1 Port.	360	407	1710	19,2	727
Makkaroni in Tomatensoße*	100	75	314	3,0	7
1 Port.	240	180	754	7,1	17
Maultaschen**	100	260	1089	11,5	150
1 Port.	360	936	3920	41,3	540
Nudelsalat mit Mayonnaise*	100	341	1428	21,9	71
1 Port.	250	853	3570	54,7	178
Nudelsuppe*	100	90	378	3,2	28
1 Port.	200	180	756	6,5	56
Lasagne*	100	177	739	8,5	61
1 Port.	340	602	2513	28,9	207
Ravioli mit Tomatensoße**	100	113	475	5,3	202
1 Port.	360	407	1710	19,2	727
Schupfnudeln*	100	71	299	0,9	42
1 Port.	300	213	897	2,8	126
Spaghetti alla carbonara**	100	296	1241	18,0	141
1 Port.	360	1066	4468	64,9	508
Spaghetti mit Tomatensoße*	100	215	901	7,3	81
1 Port.	360	774	3244	26,4	292
Spätzle**	100	262	1097	5,4	218
1 Port.	70	183	768	3,8	153
Crêpes**	100	221	925	8,6	167
1 Port.	180	398	1665	15,6	301
Eiereinlauf (Suppeneinlage)**	100	168	705	5,2	254
1 Port.	60	101	423	3,1	152
Eierstich (Suppeneinlage)**	100	111	464	6,9	268
1 Port.	60	67	278	4,2	161

Lebensmittel	g	Brennwert kcal	kJ	Fett g	Chol. mg
Eierpfannkuchen**	100	216	906	17,2	546
1 Port.	50	108	453	8,6	273
Kaiserschmarrn**	100	261	1092	12,5	203
1 Port.	180	470	1966	22,5	365
Omelett**	100	240	1004	19,8	529
1 Port.	150	360	1506	29,7	794
Omelett mit Champignons**	100	186	779	15,0	399
1 Port.	60	112	467	9,0	239
Salzburger Nockerln**	100	210	881	10,8	356
1 Port.	180	378	1586	19,5	641

Obst, Obstprodukte und Säfte

Acerola	100	273	1143	2,5	0
1 Port.	25	68	286	0,6	0
Acerolas, Konserve	100	77	323	0,2	0
1 Port.	125	96	404	0,2	0
Acerola-Fruchtsaft	100	90	378	0,8	0
1 Glas	200	180	756	1,5	0
Acerola-Fruchtnektar	100	62	261	0,2	0
1 Glas	200	124	522	0,4	0
Ananas, frisch	100	56	235	0,2	0
1 Stück, mittelgr., 1000g m. Schale	520	291	1222	1,0	0
Ananas, Konserve	100	56	235	0,2	0
1 Scheibe	50	28	118	0,1	0
Ananas, getrocknet	100	300	1258	1,1	0
1 Port.	25	75	315	0,3	0
Ananassaft	100	99	413	0,3	0
1 Glas	200	198	826	0,7	0
Apfel	100	48	202	0,4	0
1 Stück, mittelgroß, ungesch.	125	60	253	0,5	0
Apfel, getrocknet	100	276	1157	2,3	0
1 Port.	25	69	289	0,6	0
Apfelsaft	100	91	382	0,7	0
1 Glas	200	182	764	1,4	0
Apfelkompott	100	67	281	0,2	0
1 Port.	150	101	422	0,4	0
Apfelmus	100	45	188	0,3	0
1 Port.	150	68	282	0,5	0
Aprikosen	100	49	207	0,1	0
1 Stück	45	22	93	0,0	0
Aprikosen, Konserve	100	86	361	0,1	0
1 Hälfte	20	17	72	0,0	0
Aprikosen, getrocknet	100	268	1122	0,5	0
1 Hälfte	5	13	56	0,0	0

Lebensmittel	g	Brennwert kcal	kJ	Fett g	Chol. mg
Aprikosenkompott	100	73	305	0,1	0
1 Port.	150	110	458	0,1	0
Avocado	100	212	887	20,0	0
1 Stück, mittelgroß (300g)	225	477	1996	45,0	0
Banane	100	88	367	0,2	0
1 Stück, mittelgroß (150g)	105	92	385	0,2	0
Bananen, getrocknet	100	281	1178	0,6	0
1 Port.	25	70	295	0,2	0
Birne	100	54	228	0,3	0
1 Stück, mittelgroß	150	81	342	0,5	0
Birnen, getrocknet	100	282	1180	1,6	0
1 Port.	25	71	295	0,4	0
Birnensaft	100	88	369	0,5	0
1 Glas	200	176	738	1,0	0
Birne, Konserve	100	31	128	0,2	0
1 Hälfte	50	16	64	0,1	0
Birne Helene*	100	165	690	9,4	82
1 Port.	75	124	518	7,0	62
Birnenkompott	100	59	248	0,2	0
1 Port.	150	89	372	0,2	0
Boysenbeeren	100	23	95	0,3	0
1 Port.	125	29	119	0,4	0
Bratäpfel*	100	132	553	5,8	14
1 Stück	150	198	830	8,6	21
Brombeeren	100	54	226	1,0	0
1 Port.	125	68	283	1,3	0
Brombeeren Konserve	100	80	334	0,4	0
1 Port.	125	100	418	0,5	0
Clementinen	100	46	194	0,3	0
1 Stück, mittelgroß (60g)	45	21	87	0,1	0
Clementinen, Konserve	100	84	353	0,2	0
1 Port.	125	105	441	0,2	0
Datteln	100	289	1209	0,5	0
1 Stück (15g)	14	40	169	0,1	0
Datteln, getrocknet	100	294	1232	0,5	0
1 Stück (8g)	7	21	86	0,0	0
Erdbeeren	100	32	136	0,4	0
1 Port. (250g)	238	76	324	1,0	0
Erdbeeren, Konserve	100	70	295	0,2	0
1 Port.	125	88	369	0,2	0
Feigen	100	66	278	0,4	0
1 Stück	70	46	195	0,3	0
Feigen, getrocknet	100	289	1208	1,7	0
1 Stück	20	58	242	0,3	0
Granatapfel	100	73	307	0,6	0
1 Stück (250g)	150	110	461	0,8	0

Lebensmittel	g	Brennwert kcal	kJ	Fett g	Chol. mg
Grapefruit	100	41	172	0,1	0
1 Stück, mittelgroß (375g)	265	109	456	0,3	0
Grapefruitsaft	100	97	405	0,2	0
1 Glas	200	194	810	0,4	0
Guaven	100	42	175	0,5	0
1 Stück, mittelgroß	40	17	70	0,2	0
Heidelbeeren	100	93	390	0,5	0
1 Port.	125	116	488	0,6	0
Heidelbeeren, Konserve	100	100	418	0,2	0
1 Port.	125	125	523	0,3	0
Himbeeren	100	35	148	0,3	0
1 Port.	125	44	185	0,4	0
Himbeeren, Konserve	100	72	300	0,1	0
1 Port.	125	90	375	0,1	0
Holunderbeeren	100	42	175	0,5	0
1 Port.	125	53	219	0,6	0
Johannisbeeren, rot	100	45	189	0,2	0
1 Port.	125	56	236	0,3	0
Johannisbeernektar, rot	100	56	233	0,1	0
1 Glas	200	112	466	0,1	0
Johannisbeersaft, rot	100	78	327	0,3	0
1 Glas	200	156	654	0,6	0
Johannisbeeren, schwarz	100	58	242	0,2	0
1 Port.	125	73	303	0,3	0
Johannisbeernektar, schwarz	100	54	225	0,1	0
1 Glas	200	108	450	0,1	0
Johannisbeersaft, schwarz	100	70	293	0,2	0
1 Glas	200	140	586	0,4	0
Kaki	100	69	290	0,3	0
1 Stück, mittelgroß (250g)	200	138	580	0,6	0
Kiwi	100	57	240	0,6	0
1 Stück, mittelgroß	80	46	192	0,5	0
Kochbananen	100	127	532	0,3	0
1 Stück (150g)	105	133	559	0,3	0
Kumquat	100	61	257	0,2	0
1 Port.	125	76	321	0,3	0
Limetten	100	32	134	1,0	0
1 Stück	60	19	80	0,6	0
Litchis	100	70	293	0,3	0
1 Stück (30g)	20	14	59	0,1	0
Litchis, Konserve	100	95	399	0,2	0
1 Stück	20	19	80	0,0	0
Mandarinen	100	46	194	0,3	0
1 Stück (60 g)	45	21	87	0,1	0
Mandarinen, Konserve	100	84	351	0,2	0
1 EL	25	21	88	0,0	0

Lebensmittel	g	Brennwert kcal	kJ	Fett g	Chol. mg
Mango	100	71	297	0,3	0
1 Stück (300g)	150	107	446	0,5	0
Mirabellen	100	61	257	0,2	0
1 Port. (125g)	110	67	283	0,2	0
Mirabellen, Konserve	100	93	389	0,1	0
1 Port.	150	140	584	0,2	0
Mirabellenkompott	100	63	263	0,1	0
1 Port.	150	95	395	0,2	0
Nektarine	100	60	252	0,1	0
1 Stück, mittelgroß (125g)	115	69	290	0,1	0
Orange	100	49	204	0,2	0
1 Stück, mittelgroß (200g)	145	71	296	0,3	0
Orangensaft	100	89	374	0,3	0
1 Glas	200	178	748	0,7	0
Papaya	100	33	137	0,1	0
1 Port.	150	50	206	0,2	0
Passionsfrüchte	100	51	213	0,7	0
1 Stück	50	26	107	0,3	0
Pfirsich	100	43	178	0,1	0
1 Stück, mittelgroß (125g)	115	49	205	0,1	0
Pfirsich, Konserve	100	82	342	0,1	0
1 Hälfte	50	41	171	0,0	0
Pfirsich Melba*	100	192	804	10,1	80
1 Port.	75	144	603	7,6	60
Pflaumen	100	57	240	0,2	0
1 Stück (35g)	33	19	79	0,1	0
Pflaumen, getrocknet	100	286	1197	0,8	0
1 Stück (8g)	7	20	84	0,1	0
Pflaumenmus	100	219	917	0,3	0
1 Port.	20	44	183	0,1	0
Preiselbeeren	100	28	116	0,5	0
1 EL	20	5,6	23,2	0,1	0
Preiselbeeren, Konserve	100	120	502	0,4	0
1 EL	25	30	126	0,1	0
Preiselbeerkompott	100	129	541	0,3	0
1 Port.	150	194	812	0,5	0
Quitte	100	43	178	0,4	0
1 Stück (150g)	120	52	214	0,5	0
Reineclauden	100	62	258	0,1	0
1 Port.	125	78	323	0,1	0
Rhabarber	100	15	61	0,1	0
1 Port.	150	23	92	0,2	0
Rosinen	100	286	1197	0,3	0
1 geh. EL	20	57	239	0,1	0
Sultaninen	100	285	1192	0,5	0
1 geh. EL	25	71	298	0,1	0

Lebensmittel	g	Brennwert kcal	kJ	Fett g	Chol. mg
Sanddornbeeren	100	91	382	7,1	0
1 Port.	125	114	478	8,9	0
Sanddornbeerensaft, ungesüßt	100	136	569	10,1	0
1 Glas	200	272	1138	20,2	0
Sauerkirschen	100	57	237	0,4	0
1 Port. (125g)	110	63	261	0,4	0
Sauerkirschen, Konserve	100	88	370	0,2	0
1 Port.	125	110	463	0,3	0
Sauerkirschnektar	100	69	289	0,2	0
1 Glas	200	138	578	0,4	0
Sauerkirschsaft	100	98	411	0,6	0
1 Glas	200	196	822	1,3	0
Süßkirschen	100	57	237	0,4	0
1 Port.	125	71	296	0,5	0
Süßkirschsaft	100	96	403	0,4	0
1 Glas	200	192	806	0,9	0
Stachelbeeren, Konserve	100	87	363	0,1	0
1 Port.	125	109	454	0,1	0
Stachelbeeren	100	50	211	0,2	0
1 Port. (125g)	122	61	257	0,2	0
Wassermelone	100	34	144	0,2	0
1 Port.	250	85	360	0,5	0
Weintrauben, rot	100	73	307	0,3	0
1 Port.	125	91	384	0,4	0
Weintrauben, weiß	100	76	317	0,3	0
1 Port.	125	95	396	0,4	0
Weintraubensaft, rot	100	94	394	0,4	0
1 Glas	200	188	788	0,8	0
Zitronen	100	45	189	0,6	0
1 Stück	60	27	113	0,3	0
Zitronensaft	100	86	362	1,0	0
1 EL	15	13	54	0,1	0
Zwetschgen	100	57	240	0,2	0
1 Stück	10	6	24	0,0	0
Zwetschgen, Konserve	100	91	379	0,1	0
1 Port.	125	114	474	0,1	0
Obstsalat	100	85	357	0,2	0
1 Port.	150	128	536	0,2	0
Tutti-Frutti*	100	139	580	3,1	43
1 Port.	150	209	870	4,6	65

Lebensmittel	g	Brennwert kcal	kJ	Fett g	Chol. mg

Gemüse und Gemüseprodukte

Lebensmittel	g	kcal	kJ	Fett g	Chol. mg
Artischocken	100	51	215	0,1	0
1 Stück (250g)	120	61	258	0,2	0
Artischockenböden, Konserve	100	28	118	0,1	0
1 Port.	150	42	177	0,1	0
Aubergine	100	22	91	0,2	0
1 Stück	200	44	182	0,4	0
Bambussprossen	100	30	124	0,3	0
1 Port.	50	15	62	0,1	0
Bleichsellerie	100	15	62	0,2	0
1 Port.	200	30	124	0,4	0
Blumenkohl	100	21	89	0,3	0
1 Port.	200	42	178	0,6	0
Blumenkohlgemüse	100	65	272	4,4	0
1 Port.	200	130	544	8,8	0
Blumenkohl, überb. m. Bechamels.*	100	75	314	4,5	8
1 Port.	250	188	785	11,3	20
Bohnen, grün	100	30	124	0,2	0
1 Port.	200	60	248	0,4	0
Bohnengemüse, grün	100	51	212	3,5	1
1 Port.	200	102	424	6,9	2
Brokkoli	100	26	109	0,2	0
1 Port.	200	52	218	0,4	0
Brokkoli, gedünstet	100	65	272	4,2	0
1 Port.	200	130	544	8,4	0
Chicorée	100	13	55	0,2	0
1 Port.	200	26	110	0,4	0
Chicoréesalat mit saurer Sahne*	100	71	298	6,1	6
1 Port.	50	36	149	3,0	3
Chinakohl	100	11	46	0,3	0
1 Port.	200	22	92	0,6	0
Cornichons (Sauerkonserve)	100	7	30	0,1	0
1 Stück	5	0	2	0,0	0
Eisbergsalat	100	13	54	0,2	0
1 Port.	75	10	41	0,1	0
Endivien (Eskariol)	100	16	67	0,2	0
1 Port.	75	12	50	0,1	0
Erbsen, grün, frisch	100	87	364	0,5	0
1 Port.	200	174	728	1,4	0
Erbsengemüse, grün	100	129	540	6,4	1
1 Port.	200	258	1080	12,8	2
Erbsen- und Möhrengemüse*	100	102	429	7,0	20
1 Port.	200	204	858	14,0	40
Feldsalat	100	15	64	0,4	0
1 Port.	75	11	48	0,3	0

Lebensmittel	g	Brennwert kcal	kJ	Fett g	Chol. mg
Fenchel	100	27	113	0,3	0
1 kl. Knolle	130	35	147	0,4	0
Gemüsezwiebel	100	32	133	0,2	0
1 Port.	200	64	266	0,4	0
Gewürzgurken (Sauerkonserve)	100	10	41	0,1	0
1 Stück	50	5	21	0,0	0
Grünkohl	100	30	125	0,8	0
1 Port.	200	60	250	1,6	0
Grünkohlgemüse	100	67	281	4,3	3
1 Port.	200	134	562	8,5	6
Gurke	100	10	43	0,2	0
1 Stück	400	40	172	0,8	0
Gurkengemüse*	100	71	296	4,5	24
1 Port.	200	142	592	9,1	48
Gurkensalat mit Joghurt	100	43	181	2,1	4
1 Port.	165	71	299	3,5	7
Karotten (Mohrrüben)	100	28	117	0,2	0
1 Stück	40	11	47	0,1	0
Karottensalat (Sauerkonserve)	100	15	62	0,1	0
1 Glas	360	54	223	0,4	0
Karottensaft	100	65	271	0,5	0
1 Glas	200	130	542	0,9	0
Knoblauch	100	125	524	0,1	0
1 Zehe	2	3	10	0,0	0
Kohlrabi	100	26	109	0,1	0
1 Port.	200	52	218	0,2	0
Kohlrabi, gedünstet	100	61	255	2,9	0
1 Port.	200	122	510	5,7	0
Kohlrübe	100	24	102	0,2	0
1 Port.	200	48	204	0,3	0
Kopfsalat	100	13	56	0,2	0
1 Port.	75	10	42	0,2	0
Kresse (Gartenkresse)	100	28	116	1,0	0
1 Port.	25	7	29	0,3	0
Kürbis	100	17	71	0,1	0
1 Port.	125	21	89	0,1	0
Kürbis, Konserve	100	14	59	0,1	0
1 Port.	125	18	74	0,1	0
Lauch (Porree)	100	26	110	0,3	0
1 Port.	200	52	220	0,6	0
Lauchcremesuppe	100	25	105	1,5	4
1 Port.	200	50	210	3,0	8
Lauchgemüse	100	66	278	4,6	1
1 Port.	200	132	556	9,1	2
Mangold	100	24	101	0,3	0
1 Port.	200	48	202	0,6	0

Lebensmittel	g	Brennwert kcal	kJ	Fett g	Chol. mg
Maniok (Cassava)	100	130	545	0,3	0
1 Port.	200	260	1090	0,6	0
Meerrettich	100	63	263	0,3	0
1 Port.	200	126	526	0,6	0
Meerrettich, Konserve	100	41	172	0,2	0
1 geh. TL	8	3	14	0,0	0
Okra	100	20	84	0,2	0
1 Port.	200	40	168	0,4	0
Paprikaschote, 1 Stück, klein	100	21	88	0,3	0
Paprikagemüse	100	86	358	2,6	3
1 Port.	200	172	716	5,3	6
Paprikaschoten, gef. m. Hackfl.*	100	89	374	4,6	34
1 Port.	240	214	898	11,1	82
Palmenherzen	100	36	151	0,1	0
1 Port.	200	72	302	0,2	0
Perlzwiebeln, Konserve	100	50	208	0,1	0
1 Stück	2	1	4	0,0	0
Pfefferschoten	100	38	161	0,3	0
1 Port.	200	76	322	0,5	0
Pickles (milchsauer)	100	4	15	0,1	0
1 EL	50	2	8	0,0	0
Radicchio	100	13	56	0,2	0
1 Port.	75	10	42	0,2	0
Radieschen	100	17	71	0,1	0
1 Stück	5	1	4	0,0	0
Rettich	100	10	40	0,2	0
1 Stück, mittelgroß	160	16	64	0,2	0
Romanasalat	100	16	65	0,2	0
1 Port.	75	12	49	0,1	0
Rosenkohl	100	38	159	0,4	0
1 Port.	200	76	318	0,8	0
Rosenkohlgemüse, gedünstet	100	81	339	4,1	0
1 Port.	200	162	678	8,2	0
Rote Bete	100	37	154	0,1	0
1 Port.	200	74	308	0,2	0
Rote Bete (Sauerkonserve)	100	24	100	0,1	0
1 Port.	200	48	200	0,1	0
Rotkohl	100	23	98	0,2	0
1 Port.	200	46	196	0,4	0
Rotkohlgemüse	100	69	287	3,3	3
1 Port.	200	138	574	6,6	6
Sauerkraut, abgetropft	100	20	85	0,3	0
1 Port.	200	40	170	0,6	0
Sauerkraut, Konserve	100	13	53	0,2	0
1 Port.	200	26	106	0,4	0

Lebensmittel	g	Brennwert kcal	kJ	Fett g	Chol. mg
Schalotten	100	77	322	0,1	0
1 Stück	30	23	97	0,0	0
Schwarzwurzeln	100	64	270	0,4	0
1 Port.	200	128	540	0,8	0
Schwarzwurzelgemüse	100	113	475	5,6	0
1 Port.	200	226	950	11,2	0
Sellerie	100	15	62	0,2	0
1 Port.	200	30	124	0,4	0
Selleriesalat (Sauerkonserve)	100	12	52	0,1	0
1 Glas	340	41	177	0,5	0
Sellerie-Apfel-Salat m. Zitronenmarinade, 1 Port.	100	152	636	11,3	0
Sellerie-Lauch-Suppe	100	37	154	2,5	1
1 Port.	200	74	308	5,0	2
Selleriesuppe	100	41	172	2,4	1
1 Port.	200	82	344	4,8	2
Senfgurken (Sauerkonserve)	100	10	42	0,3	0
1 Stück	50	5	21	0,1	0
Sojabohnen, frisch	100	152	636	5,9	0
1 Port.	50	76	318	2,9	0
Spargel	100	19	78	0,2	0
1 Port.	200	38	156	0,4	0
Spargelcremesuppe, kochfertig*	100	34	143	2,5	23
1 Port.	200	68	286	5,0	46
Spargelgemüse*	100	95	398	5,9	52
1 Port.	200	190	796	11,9	104
Spargelsalat mit Dressing	100	92	387	8,1	0
1 Port.	50	46	194	4,1	0
Spinat	100	18	74	0,3	0
1 Port.	200	36	148	0,6	0
Spinatgemüse*	100	87	365	5,6	7
1 Port.	200	174	730	11,3	14
Spitzkohl	100	24	101	0,5	0
1 Port.	200	48	202	1,1	0
Suppengrün	100	26	110	0,3	0
1 Port.	200	52	220	0,6	0
Tomaten / Fleischtomaten	100	19	78	0,2	0
Tomatencremesuppe	100	24	102	1,3	4
1 Port.	200	48	204	2,6	8
Tomaten-Gemüse-Saft	100	15	65	0,05	0
1 Glas	200	30	130	0,1	0
Tomatensuppe, gebunden	100	34	143	1,9	0
1 Port.	200	68	286	3,9	0
Tomatenpaprika (Sauerkonserve)	100	17	70	0,1	0
1 Port.	100	17	70	0,1	0

Lebensmittel	g	Brennwert kcal	kJ	Fett g	Chol. mg
Topinambur	100	32	134	0,4	0
1 Port.	200	64	268	0,8	0
Wachsbohnen	100	33	139	0,2	0
1 Port.	200	66	278	0,4	0
Weißkohl	100	24	101	0,2	0
1 Port.	200	48	202	0,4	0
Weißkohlgemüse*	100	81	340	5,5	5
1 Port.	200	162	680	10,9	10
Weißkohlsalat mit Joghurt	100	34	144	0,8	2
1 Port.	125	43	180	1,0	3
Weißkohlgemüse, Bayr. Kraut	100	54	228	3,7	3
1 Port.	200	108	456	7,3	6
Kohlroulade mit Hackfleischf.**	100	106	445	2,9	100
1 Port.	160	170	712	4,6	160
Krautsalat	100	57	237	4,0	0
1 Port.	200	114	474	8,1	0
Wirsingkohl	100	32	135	0,4	0
1 Port.	200	64	270	0,8	0
Wirsingkohlgemüse*	100	98	412	6,4	6
1 Port.	200	196	824	12,9	12
Zucchini	100	19	78	0,3	0
1 Stück	200	38	156	0,6	0
Zuckermais, 1 Port.	100	104	437	1,2	0
Zuckermais, Kons., gegart, 1 Port.	100	93	390	1,2	0
Zwiebeln	100	32	133	0,2	0
1 Stück	30	10	40	0,1	0
Zwiebeln, getrocknet	100	271	1135	1,7	0
1 geh. TL	4	11	45	0,1	0
Zwiebelgemüse mit Speck	100	54	228	2,1	3
1 Port.	200	108	456	4,2	6
Zwiebelsuppe	100	41	171	2,5	7
1 Port.	200	82	342	5,0	14
Yamswurzel	100	134	559	0,2	0
1 Port.	200	268	1118	0,4	0
Eintopf aus Gemüse mit Schwein*	100	48	199	0,9	5
1 Teller	250	120	498	2,3	13
Frühlingsrollen*	100	274	1147	11,5	28
1 Stück	40	110	459	4,6	11
Gazpacho, span. Gemüsesuppe	100	68	285	4,5	0
1 Port.	250	170	713	11,2	0
Gemüsecremesuppe	100	40	166	1,8	4
1 Port.	200	80	332	3,7	8
Gemüsepichelsteiner	100	124	520	4,3	0
1 Teller	250	310	1300	10,7	0

Lebensmittel	g	Brennwert kcal	kJ	Fett g	Chol. mg
Leipziger-Allerlei-Gemüse	100	40	166	1,5	4
1 Port.	200	80	332	3,1	8
Minestrone*	100	40	166	2,7	6
1 Teller	300	120	498	8,0	18
Ratatouille	100	61	254	4,5	0
1 Port.	200	122	508	9,0	0
Rohkostsalat mit Dressing	100	41	170	2,6	0
1 Port.	200	82	340	5,2	0
Rohkostsalat mit Öl*	100	77	322	5,3	6
1 Port.	200	154	644	10,6	12
Salat, gemischt	100	71	297	3,1	1
1 Port.	200	142	594	6,2	2
Waldorfsalat mit Mayonnaise*	100	121	507	8,4	13
1 Port.	125	151	634	10,6	16

Hülsenfrüchte

Bohnen, weiß	100	300	1257	1,6	0
1 Port.	150	450	1886	2,4	0
Bohnen, dicke, reif	100	296	1240	1,7	0
1 Port.	150	444	1860	2,6	0
Bohnen, dicke, mit Speck*	100	271	1134	6,6	7
1 Port.	200	542	2268	13,2	14
Bohnensuppe, serb. Konserve*	100	191	801	12,2	16
1 Teller	250	478	2003	30,5	40
Bohneneintopf*	100	118	496	5,0	7
1 Teller	250	295	1240	12,5	18
Erbsen, grün, getrocknet (gegart)	100	342	1431	1,0	0
1 Port.	75	257	1075	1,1	0
Erbsensuppe*	100	55	231	3,0	6
1 Teller	250	138	578	7,4	15
Kichererbsen	100	333	1394	4,4	0
1 Port.	150	500	2091	6,6	0
Kidneybohnen, Konserve	100	200	837	1,0	0
1 Port.	200	400	1674	2,0	0
Linsen	100	327	1371	1,3	0
1 Port.	200	654	2742	2,6	0
Linsensprossen	100	126	527	0,6	0
1 Port.	50	63	264	0,3	0
Linseneintopf m. Speck u. Kart.*	100	97	406	4,1	9
1 Teller	250	243	1015	10,2	23
Limabohnen (Mondbohnen)	100	68	285	0,2	0
1 Port.	150	102	428	0,3	0
Luzernensprossen	100	34	141	0,7	0
1 Port.	30	10	42	0,2	0

Lebensmittel	g	Brennwert kcal	kJ	Fett g	Chol. mg
Mungobohnensprossen	100	41	170	0,2	0
1 Port.	50	21	85	0,1	0
Sojabohnensprossen	100	63	265	1,4	0
1 Port.	50	32	133	0,7	0
Sojabohnensprossen, Konserve	100	35	145	0,8	0
1 Port.	50	18	73	0,4	0

Nüsse und Kerne

Cashewnüsse, geröstet, 1 Beutel	100	632	2645	47,6	0
Edelkastanien, frisch	100	169	709	0,1	0
1 Port.	125	211	886	0,1	0
Erdnüsse, geröstet, 1 Beutel	100	619	2591	49,0	0
Erdnüsse, gesalzen, 1 Beutel	100	604	2527	48,0	0
Erdnußmus	100	626	2622	52,3	0
1 EL	15	94	393	7,9	0
Erdnüsse, dragiert	100	557	2334	38,4	0
1 Beutel	50	279	1167	19,2	0
Haselnüsse	100	218	911	12,2	0
10 Stück	15	33	137	1,8	0
Kokosnuß	100	101	423	7,2	0
1 Port.	50	51	212	3,6	0
Kokosnußraspeln, 1 Beutel	100	369	1544	36,0	0
Kokosmilch	100	25	104	0,3	0
1 Glas	200	50	208	0,6	0
Kürbiskern	100	612	2562	47,0	0
1 geh. EL	25	153	641	11,8	0
Leinsamen	100	502	2102	31,0	0
1 EL	15	75	315	4,7	0
Mandeln, süß, 1 Beutel	100	625	2618	54,0	0
Mohn	100	558	2335	43,0	0
1 EL	10	56	234	4,3	0
Paranüsse	100	697	2919	67,0	0
10 Kerne	40	279	1168	26,8	0
Oliven, grün	100	143	598	12,7	0
1 Stück	3	4	18	0,4	0
Oliven, schwarz	100	145	609	13,8	0
1 Stück	3	4	18	0,4	0
Pecannüsse, geröstet	100	763	3195	71,7	0
1 Beutel	125	954	3994	89,7	0

Lebensmittel	g	Brennwert kcal	kJ	Fett g	Chol. mg
Pinienkerne	100	639	2674	50,7	0
1 geh. EL	25	160	669	12,7	0
Pistazien, geröstet	100	649	2718	55,8	0
1 Beutel	125	811	3398	69,8	0
Sesam. geröstet	100	619	2590	54,4	0
1 EL	10	62	259	5,4	0
Sonnenblumenkerne	100	592	2480	48,0	0
1 geh. EL	25	148	620	12,0	0
Sonnenblumenkernmehl	100	402	1683	10,6	0
1 EL	15	60	252	1,6	0
Walnüsse, europäisch	100	696	2915	63,0	0
10 Stück	20	139	583	12,6	0

Kartoffeln

Kartoffeln	100	83	349	0,1	0
1 Port.	250	208	873	0,3	0
Süßkartoffel (Batate)	100	106	445	0,6	0
1 Port.	200	212	890	1,2	0
Bauernfrühstück*	100	135	564	6,4	92
1 Port.	250	338	1410	16,0	230
Bechamelkartoffeln	100	88	369	3,3	3
1 Port.	250	220	923	8,2	8
Bratkartoffeln	100	121	505	4,9	1
1 Port.	200	242	1010	9,9	2
Kartoffelauflauf**	100	139	580	8,9	126
1 Port.	250	348	1450	22,3	315
Kartoffelbrei	100	105	440	2,5	8
1 Port.	50	53	220	1,3	4
Kartoffelklöße*	100	45	189	0,5	5
1 Port.	200	90	378	0,9	10
Kartoffelklöße halb und halb	100	104	437	1,1	0
1 Port.	50	52	219	0,5	0
Kartoffelklöße von gek. Kartoffeln*	100	127	531	2,0	48
1 Port.	150	191	797	3,0	72
Kartoffelkroketten*	100	225	944	14,4	56
1 Port.	150	338	1416	21,6	84
Kartoffelpuffer*	100	207	868	13,8	33
1 Port.	200	414	1736	27,5	66
Kartoffelpüree (Trockenprod.)*	100	202	845	2,0	6
1 Port.	40	81	338	0,8	2
Kartoffelsalat mit Mayonnaise	100	111	466	2,9	3
1 Port.	50	56	233	1,5	2
Kart.-Suppe m. Speck u. Zwiebeln	100	90	377	3,0	1
1 Port.	200	180	754	6,1	2

Lebensmittel	g	Brennwert kcal	kJ	Fett g	Chol. mg
Kartoffelchips	100	573	2399	36,0	0
1 Beutel	175	1003	4198	63,0	0
Kartoffelsticks, 1 Beutel	100	555	2325	33,0	0
Kartoffelstärkemehl	100	353	1476	0,1	0
1 TL	3	11	44	0,0	0
Pellkartoffeln	100	85	356	0,1	0
1 Port.	200	170	712	0,2	0
Pommes frites	100	272	1138	14,8	0
1 Port.	150	408	1707	22,2	0
Rösti*	100	136	568	6,2	14
1 Port.	150	204	852	9,3	21
Salzkartoffeln	100	104	436	0,1	0
1 Port.	150	156	654	0,2	0

Pilze

Champignons, frisch	100	22	91	0,3	0
1 Port.	200	44	182	0,6	0
Champignons, gegart, Konserve	100	13	54	0,5	0
1 Port.	200	26	108	1,0	0
Hallimasch	100	34	143	0,7	0
1 Port.	200	68	286	1,4	0
Morcheln	100	27	113	0,3	0
1 Port.	200	54	226	0,6	0
Pfifferlinge, Konserve	100	10	43	0,3	0
1 kl. Glas	315	32	135	0,9	0
Rotkappe	100	22	93	0,8	0
1 Port.	200	44	186	1,6	0
Shiitakepilze	100	60	250	0,2	0
1 Port.	200	120	500	0,4	0
Shiitakepilze, getrocknet	100	344	1439	1,3	0
1 Port.	25	86	360	0,3	0
Steinpilze, Konserve	100	14	57	0,3	0
1 Port.	100	28	114	0,6	0
Steinpilze, getrocknet	100	272	1139	5,8	0
1 Port.	25	68	285	1,4	0
Trüffeln	100	50	210	0,5	0
1 Port.	10	5	21	0,1	0
Pilzsuppe	100	35	147	2,9	9
1 Port.	200	70	294	5,8	18

Lebensmittel	g	Brennwert kcal	kJ	Fett g	Chol. mg

Milch und Milchprodukte

Trinkmilch 0,3% Fett*	100	37	153	0,1	2
1 Glas	200	74	306	0,2	4
Trinkmilch 1,5% Fett*	100	49	206	1,6	5
1 Glas	200	98	412	3,2	10
Trinkmilch 3,5% Fett*	100	66	278	3,5	12
1 Glas	200	132	556	7,0	24
Trinkmilch 3,5% Fett, mit Kakao*	100	130	544	3,3	9
1 Tasse	125	163	680	4,1	11
Buttermilch	100	36	152	0,5	3
1 Glas	200	72	304	1,0	6
Buttermilch mit Fruchtzubereitung	100	78	328	0,5	3
1 Becher	500	390	1640	2,4	15
Dickmilch 1,5% Fett*	100	47	198	1,5	6
1 Glas	200	94	396	3,0	12
Dickmilch 3,5% Fett*	100	69	287	3,5	13
1 Glas	200	138	574	7,0	26
Dickmilch 3,5% Fett m. Fruchtzub.*	100	99	413	3,1	11
1 Becher	200	198	826	6,2	22
Dickmilch 3,5% Fett mit Mokka*	100	123	513	3,6	11
1 Becher	200	246	1026	7,3	22
Kondensmilch 10% Fett*	100	183	767	10,1	33
1 TL	5	9	38	0,5	2
Kondensmilch 7,5% Fett*	100	139	582	7,6	25
1 TL	5	7	29	0,4	1
Kondensmilch 4% Fett*	100	114	477	4,0	16
1 TL	5	6	24	0,2	1
Kaffeeweißer	100	566	2368	35,5	0
1 TL	3	17	71	1,1	0
Molke	100	27	114	0,2	2
1 Glas	200	54	228	0,5	4
Molke mit Fruchtzubereitung	100	70	295	0,2	2
1 Becher	500	350	1475	1,2	10
Joghurt 3,5% Fett*	100	74	308	3,8	12
1 Becher	150	111	462	5,7	18
Joghurt 0,3% Fett*	100	51	212	1,5	5
1 Becher	150	77	318	2,3	8
Joghurt mit Müsli 3,5% Fett*	100	136	568	4,8	11
1 Becher	150	204	852	7,2	17
Fruchtjoghurt 3,5% Fett*	100	113	473	3,2	10
1 Becher	150	170	710	4,8	15
Fruchtjoghurt, fettarm, 1,5% Fett	100	94	393	1,3	4
1 Becher	150	141	590	2,0	6
Kefir 3,5% Fett*	100	68	285	3,5	13
1 Glas	200	136	570	7,0	26

Lebensmittel	g	Brennwert kcal	kJ	Fett g	Chol. mg
Kefir 1,5% Fett*	100	51	212	1,5	6
1 Glas	200	102	424	3,0	12
Schlagsahne 30% Fett**	100	310	1296	31,0	109
1 EL	15	47	194	4,7	16
Schlagsahne extra 38% Fett**	100	391	1636	40,0	132
1 EL	15	59	245	6,0	20
Kaffeesahne 10% Fett*	100	132	552	11,0	36
1 TL	5	7	28	0,6	2
Crème fraîche 40% Fett**	100	389	1628	40,0	117
1 EL	15	58	244	6,0	18
saure Sahne 10% Fett*	100	121	505	10,0	37
1 EL	15	18	76	1,5	6
Schmand 24% Fett*	100	218	913	20,5	70
1 EL	15	33	137	3,1	11

Käse

Appenzeller 45% Fett i. Tr.*	100	415	1739	32,0	74
1 Scheibe	30	125	522	9,6	22
Bavaria Blu 50% Fett i. Tr.*	100	375	1571	31,3	88
1 Port.	30	113	471	9,4	26
Bel Paese 50% Fett i. Tr.**	100	399	1671	30,2	100
1 Port.	30	120	501	9,1	30
Bergkäse 50% Fett i. Tr.*	100	415	1736	30,0	70
1 Port.	30	125	521	9,0	21
Brie 45% Fett i. Tr.*	100	284	1188	18,0	42
1 Port.	30	85	356	5,4	13
Brie 50% Fett i. Tr.*	100	437	1830	33,0	93
1 Port.	30	131	549	9,9	28
Butterkäse 50% Fett i. Tr.*	100	335	1403	24,9	58
1 Scheibe	30	101	421	7,5	17
Camembert 30% Fett i. Tr.*	100	197	823	8,6	20
1 Port.	30	59	247	2,6	6
Camembert 45% Fett i. Tr.*	100	232	971	13,0	35
1 Port.	30	70	291	3,9	11
Camembert 60% Fett i. Tr.*	100	334	1399	25,5	71
1 Port.	30	100	420	7,7	21
Camembert, gebacken**	100	268	1122	15,8	133
1 Port.	60	161	673	9,5	80
Cheddar 45% Fett i. Tr.**	100	423	1769	33,0	105
1 Port.	30	127	531	9,9	32
Chester 45% Fett i. Tr.**	100	422	1765	32,2	100
1 Port.	30	127	530	9,7	30
Danbo 50% Fett i. Tr.*	100	349	1462	25,4	59
1 Port.	30	105	439	7,6	18

Lebensmittel	g	Brennwert kcal	kJ	Fett g	Chol. mg
Danablu 60% Fett i. Tr.*	100	375	1571	29,5	88
1 Port.	30	113	471	8,9	26
Edamer 40% Fett i. Tr.*	100	278	1165	16,0	37
1 Scheibe	30	83	350	4,8	11
Edamer 45% Fett i. Tr.*	100	371	1554	27,0	59
1 Scheibe	30	111	466	8,1	18
Edelpilzkäse 50% Fett i. Tr.*	100	328	1375	24,0	59
1 Port.	30	98	413	7,2	18
Emmentaler 45% Fett i. Tr.*	100	416	1741	30,0	92
1 Scheibe	30	125	522	9,0	28
Esrom 50% Fett i. Tr.*	100	335	1403	24,9	58
1 Port.	30	101	421	7,5	17
Frischkäse 50% Fett i. Tr.*	100	303	1267	24,0	77
1 Port.	30	91	380	7,2	23
Frischkäse 60% Fett i. Tr.**	100	354	1481	31,5	103
1 Port.	30	106	444	9,5	31
Frischkäse m. Kr. 60% Fett i. Tr.*	100	339	1421	28,5	85
1 Port.	30	102	426	8,5	26
Geheimratskäse 50% Fett i. Tr.*	100	349	1462	25,4	59
1 Port.	30	105	439	7,6	18
Gorgonzola 50% Fett i. Tr.**	100	385	1613	31,2	102
1 Port.	30	116	484	9,4	31
Gouda 45% Fett i. Tr.*	100	383	1602	29,0	59
1 Scheibe	30	115	481	8,7	18
Greyerzer 45% Fett i. Tr.**	100	436	1825	32,3	110
1 Scheibe	30	131	548	9,7	33
Havarti 50% Fett i. Tr.*	100	349	1462	25,4	59
1 Port.	30	105	439	7,6	18
Jarlsberg 50% Fett i. Tr.*	100	360	1508	26,3	61
1 Port.	30	108	452	7,9	18
Kochkäse 10% Fett i. Tr.*	100	112	468	3,0	7
1 Port.	30	34	140	0,9	2
Kochkäse 20% Fett i. Tr.*	100	206	861	11,0	25
1 Port.	30	62	258	3,3	8
Kümmelkäse 50% Fett i. Tr.*	100	300	1256	21,8	67
1 Port.	30	90	377	6,5	20
Limburger 20% Fett i. Tr.*	100	209	875	9,0	21
1 Port.	30	63	263	2,7	6
Limburger 40% Fett i. Tr.*	100	292	1221	19,7	46
1 Port.	30	88	366	5,9	14
Morzarella 45% Fett i. Tr.*	100	278	1162	20,0	46
1 Port.	30	83	349	6,0	14
Münster 45% Fett i. Tr.*	100	266	1114	14,0	30
1 Port.	30	80	334	4,2	9
Parmesan 45% Fett i. Tr.*	100	412	1727	26,0	71
1 geh. EL	20	82	345	5,2	14

Lebensmittel	g	Brennwert kcal	kJ	Fett g	Chol. mg
Provolone 50% Fett i. Tr.*	100	395	1654	29,0	70
1 Port.	30	119	496	8,7	21
Quark 10% Fett	100	76	319	0,2	1
1 EL	30	23	96	0,1	0
Quark 20% Fett*	100	112	470	4,7	17
1 EL	30	34	141	1,4	5
Quark 40% Fett*	100	165	692	11,0	37
1 EL	30	50	208	3,3	11
Quark mit Früchten*	100	237	992	13,0	17
1 EL	30	71	298	3,9	5
Quarkspeise, süß*	100	161	673	8,3	18
1 Port.	150	242	1010	12,5	27
Quarkspeise, pikant, 10% Fett*	100	103	433	4,7	15
1 Port.	150	155	650	7,0	23
Schnittlauchquark, mager	100	70	292	0,9	3
1 Port.	40	28	117	0,4	1
Zaziki	100	73	306	1,4	5
1 Port.	150	110	459	2,1	8
Raclette 60% Fett i. Tr.*	100	435	1821	28,0	65
1 Port.	30	131	546	8,4	20
Ricotta 45% Fett	100	145	609	7,9	31
1 Port.	30	44	183	2,4	9
Romadur 50% Fett i. Tr.*	100	296	1239	20,0	46
1 Port.	30	89	372	6,0	14
Sauermilchkäse 10% Fett i. Tr.	100	146	611	0,7	3
1 Port.	30	44	183	0,2	1
Schafskäse 40% Fett i. Tr.*	100	268	1121	20,0	60
1 Port.	30	80	336	6,0	18
Schichtkäse 20% Fett i. Tr.*	100	113	474	4,7	16
1 Port.	250	283	1185	11,8	40
Schmelzkäse 30% Fett i. Tr.*	100	319	1334	24,5	59
1 Portionsecke	31	99	414	7,6	18
Schmelzkäse 40% Fett i. Tr.	100	349	1462	254	59
1 Scheibe	30	105	439	7,6	18
Schmelzkäse 60% Fett i. Tr.*	100	353	1476	30,0	62
1 Portionsecke	31	109	458	9,3	19
Schmelzk.-Zub. 45% Fett i. Tr.*	100	263	1103	19,0	43
1 Ecke	30	79	331	5,7	13
Steppenkäse 45% Fett i. Tr.*	100	349	1462	25,4	59
1 Port.	30	105	439	7,6	18
Tilsiter 30% Fett i. Tr.*	100	302	1263	17,0	37
1 Scheibe	30	91	379	5,1	11
Tilsiter 45% Fett i. Tr.*	100	368	1539	27,0	59
1 Scheibe	30	110	462	8,1	18
Trappistenkäse 50% Fett i. Tr.*	100	367	1535	26,8	62
1 Port.	30	110	461	8,0	19

Lebensmittel	g	Brennwert kcal	kJ	Fett g	Chol. mg
Weinkäse 45% Fett i. Tr.*	100	314	1314	23,0	54
1 Port.	30	94	394	6,9	16
Weißlacker 45% Fett i. Tr.*	100	286	1199	19,7	46
1 Port.	30	86	360	5,9	14
Käsefondue*	100	306	1282	21,1	62
1 Port.	200	612	2564	42,2	124
Käsesalat**	100	244	1022	18,0	121
1 Port.	60	146	613	10,8	73

Getränke

Kaffee und Erfrischungsgetränke

Colagetränke (coffeinhaltig)	100	46	194	0,0	0
1 Glas	200	92	388	0,0	0
Fruchtsaftgetränk	100	54	224	0,1	0
1 Glas	200	108	448	0,1	0
aus Beerenobst	100	41	172	0,0	0
1 Glas	200	82	344	0,1	0
aus Kernobst	100	77	321	0,1	0
1 Glas	200	154	642	0,2	0
aus Steinobst	100	41	173	0,0	0
1 Glas	200	82	346	0,0	0
Traubensaft	100	56	233	0,1	0
1 Glas	200	112	466	0,2	0
aus Zitrusfrüchten	100	53	223	0,0	0
1 Glas	200	106	446	0,1	0
Kaffee mit Milch und Zucker	100	37	154	0,6	1
1 Tasse	150	56	231	0,8	2
Limonade	100	26	110	0,0	0
1 Glas	200	52	220	0,0	0
Malzkaffee (Trockenprodukt)	100	134	563	0,2	0
1 EL	10	13	56	0,0	0

Alkoholische Getränke

Apfelwein	100	48	199	0,0	0
1 Glas	200	96	398	0,0	0
Berliner Weiße mit Schuß	100	46	191	0,0	0
1 Glas	250	115	478	0,0	0
Bier mit Limonade	100	39	163	0,0	0
1 Glas	250	98	408	0,0	0
Bier, alkoholfrei	100	28	116	0,0	0
1 Glas	250	70	290	0,0	0

Lebensmittel	g	Brennwert kcal	Brennwert kJ	Fett g	Chol. mg
Bier, Export ,hell	100	45	190	0,0	0
1 Glas	250	113	475	0,0	0
Bier, Pils, hell	100	42	175	0,0	0
1 Glas	250	105	438	0,0	0
Doppelbock	100	59	248	0,0	0
1 Glas	250	148	620	0,0	0
Malzbier	100	49	204	0,0	0
1 Glas	200	98	408	0,0	0
Starkbier	100	58	242	0,0	0
1 Glas	250	145	605	0,0	0
Weizenbier, obergärig	100	40	169	0,0	0
1 Glas	500	200	845	0,0	0
Branntwein, 38 Vol. %	100	249	1042	0,0	0
1 Glas	20	50	208	0,0	0
Calvados	100	235	982	0,0	0
1 Glas	20	47	196	0,0	0
Curaçao	100	325	1360	0,0	0
1 Glas	20	65	272	0,0	0
Cherry Brandy	100	270	1130	0,0	0
1 Glas	20	54	226	0,0	0
Cognac	100	235	982	0,0	0
1 Glas	20	47	196	0,0	0
Eierlikör**	100	271	1133	4,6	150
1 Glas	20	54	227	0,9	30
Genever	100	198	829	0,0	0
1 Glas	20	40	166	0,0	0
Gin, 45 Vol. %	100	249	1042	0,0	0
1 Glas	20	50	208	0,0	0
Glühwein	100	92	384	0,0	0
1 Glas	200	184	768	0,1	0
Grand Marnier	100	352	1473	0,0	0
1 Glas	20	70	295	0,0	0
Himbeergeist	100	249	1042	0,0	0
1 Glas	20	50	208	0,0	0
Kirschwasser	100	249	1042	0,0	0
1 Glas	20	50	208	0,0	0
Maraschino (Kirschlikör)	100	352	1473	0,0	0
1 Glas	20	70	295	0,0	0
Mandellikör**	100	271	1133	4,6	150
1 Glas	20	54	227	0,9	30
Rum	100	233	977	0,0	0
1 Glas	20	47	195	0,0	0
Weinbrand	100	235	982	0,0	0
1 Glas	20	47	196	0,0	0
Wacholderschnaps	100	249	1042	0,0	0
1 Glas	20	50	208	0,0	0

Lebensmittel	g	Brennwert kcal	kJ	Fett g	Chol. mg
Whiskey	100	249	1042	0,0	0
1 Glas	40	100	417	0,0	0
Zwetschgenwasser	100	249	1042	0,0	0
1 Glas	20	50	208	0,0	0
Champagner, trocken, 1 Glas	100	72	302	0,0	0
Eiswein, Beerenauslese	100	102	428	0,0	0
1 Glas	125	128	535	0,0	0
Kalte Ente	100	73	307	0,0	0
1 Glas	200	146	614	0,1	0
Madeirawein	100	171	714	0,0	0
1 Glas	50	86	357	0,0	0
Portwein	100	166	695	0,0	0
1 Glas	50	83	348	0,0	0
Rotwein, leicht	100	60	251	0,0	0
1 Glas	200	120	502	0,0	0
Rotwein, mittelschwer	100	60	251	0,0	0
1 Glas	200	120	502	0,0	0
Rotwein, schwer	100	74	311	0,0	0
1 Glas	200	148	622	0,0	0
Schorle	100	40	168	0,0	0
1 Glas	200	80	336	0,0	0
Sekt, 1 Glas	100	72	302	0,0	0
Sherry, trocken	100	118	496	0,0	0
1 Glas	50	59	248	0,0	0
Tokayer	100	179	750	0,0	0
1 Glas	50	90	375	0,0	0
Weißherbst, Qualitätswein	100	74	309	0,0	0
1 Glas	200	148	618	0,0	0
Weißwein, Auslese	100	102	428	0,0	0
1 Glas	200	204	856	0,0	0
Weißwein, lieblich	100	102	428	0,0	0
1 Glas	200	204	856	0,0	0
Weißwein, trocken	100	65	273	0,0	0
1 Glas	200	130	546	0,0	0
Wermutwein	100	123	515	0,0	0
1 Glas	50	62	258	0,0	0

Lebensmittel	g	Brennwert kcal	kJ	Fett g	Chol. mg

Öle und Fette

Butter**	100	771	3230	82,8	240
1 TL	5	39	162	4,1	12
Butterschmalz**	100	916	3836	99,0	285
1 EL	15	137	575	14,8	43
Distelöl (Safloröl)	100	925	3871	99,5	0
1EL	15	139	581	14,9	0
Gänsefett/-schmalz**	100	946	3960	99,5	100
1 EL	15	142	594	14,9	15
Halbfettmargarine	100	377	1578	40,0	0
1 TL	5	19	79	2,0	0
Kokosfett	100	923	3866	99,0	0
1 Würfel	25	231	967	24,7	0
Maiskeimöl	100	928	3886	99,9	0
1 EL	15	139	583	15,0	0
Margarine*	100	679	2841	72,6	10
1 TL	5	34	142	3,6	1
Mayonnaise 80% Fett*	100	782	3273	82,5	77
1 EL	15	117	491	12,4	12
Milchhalbfett (Butterhalbfett)**	100	396	1656	40,5	120
1 TL	5	20	83	2,0	6
Olivenöl	100	926	3878	99,6	0
1 EL	15	139	582	14,9	0
Remoulade 50-80% Fett*	100	623	2608	65,1	60
1 EL	20	125	522	13,0	12
Rindertalg**	100	926	3876	97,0	100
1 EL	15	139	581	14,6	15
Salatmayonnaise 50% Fett*	100	336	1407	30,7	45
1 EL	20	67	281	6,1	9
Schweineschmalz*	100	948	3970	99,7	90
1 EL	15	142	596	15,0	14
Sojaöl	100	920	3851	99,0	0
1 EL	15	138	578	14,8	0
Sonnenblumenöl	100	927	3882	99,8	0
1 EL	15	139	582	15,0	0

Würzmittel, Soßen und Fertigsuppen

Barbecuegrillsoße	100	134	560	0,2	0
1 EL	20	27	112	0,0	0
Bechamelsoße*	100	85	357	5,6	18
1 Port.	75	64	268	4,2	14
Bouillon (Einf. Fleischbrühe)	100	40	166	2,4	7
1 Teller	200	80	332	4,9	14

Lebensmittel	g	Brennwert kcal	kJ	Fett g	Chol. mg
Bratensoße, dunkel, Instant	100	40	169	1,6	2
1 Port. (60g Soße)	15	6	25	0,2	0
Bratensoße mit Pilzen, Instant	100	40	168	1,4	2
1 Port. (60g Soße)	15	6	25	0,2	0
Brühe, Instant	100	148	620	4,0	0
1 TL	10	15	62	0,4	0
Brühwürfel, fettreich	100	327	1369	26,0	0
1 Stück	10	33	137	2,6	0
Champignoncremesuppe	100	471	1974	25,0	0
1 Port.	50	236	987	12,5	0
Champ.-soße m. Sahne u. Weißw.*	100	99	414	6,5	7
1 Port.	75	74	311	4,9	5
Chilisoße	100	200	837	10,2	0
1 EL	15	30	126	1,5	0
Cocktaildressing, Fertigprod.**	100	601	2516	62,3	132
1 EL	15	90	377	9,3	20
Cumberlandsoße	100	105	440	4,7	3
1 Port.	75	79	330	3,6	2
Currygrillsoße	100	123	515	0,9	0
1 EL	15	18	77	0,1	0
Fleischbrühe, Trockenprod.	100	148	620	4,0	0
1 Port. (1 Tasse Suppe)	5	7	31	0,2	0
Fleischsuppe, klar, Brühwürfel	100	148	620	4,0	0
1 Stück	10	15	62	0,4	0
French Dressing, Fertigprod.	100	216	906	21,0	0
1 EL	15	32	136	3,2	0
Gemüsebrühe	100	3	13	0,1	0
1 Port.	200	6	26	0,2	0
Grundsoße, braun	100	81	339	4,9	1
1 Port.	75	61	254	3,7	1
Grundsoße, hell, gebunden	100	75	313	5,3	0
1 Port.	75	56	235	4,0	0
Grillsoße mexikanisch	100	51	215	1,7	0
1 EL	15	8	32	0,3	0
Hackfleischsoße*	100	80	334	4,3	73
1 Port.	75	60	251	3,2	55
Gelatine	100	336	1406	0,1	0
6 Blatt	12	40	169	0,0	0
Guargummi (Guarmehl)	100	69	287	1,0	0
1 EL	10	7	29	0,1	0
Hefe	100	55	230	0,6	0
1 Würfel	42	23	97	0,3	0
Hefeflocken	100	355	1486	5,2	0
1 EL	10	36	149	0,5	0
Hühnerbrühe, klar	100	2	7	0,0	0
1 Port.	60	1	4	0,0	0

Lebensmittel	g	Brennwert kcal	kJ	Fett g	Chol. mg
Hühnerbrühe mit Nudeln	100	11	48	0,1	1
1 Port.	200	22	96	0,2	2
Hühnersuppe, klar, Instant	100	148	620	4,0	0
1 Tasse	150	222	930	6,0	0
Jägersoße*	100	106	445	7,5	7
1 Port.	75	80	334	5,6	5
Joghurt-Salat-Soße*	100	122	510	7,1	9
1 Port.	75	92	383	5,3	7
Käsesoße*	100	101	421	6,6	9
1 Port.	75	76	316	5,0	7
Knoblauchgrillsoße	100	105	439	0,1	0
1 EL	15	16	66	0,0	0
Kräutersoße*	100	116	485	8,3	5
1 Port.	75	87	364	6,2	4
Rahmbratensoße*	100	211	884	18,5	60
1 Port.	75	158	663	13,9	45
Sahnesoße*	100	80	334	5,9	12
1 Port.	75	60	251	4,4	9
Schaschlikgrillsoße	100	67	280	2,3	0
1 EL	15	10	42	0,3	0
Senf, mild	100	86	362	4,0	0
1 TL	5	4	18	0,2	0
Sojasoße	100	114	478	3,4	0
1 TL	5	6	24	0,2	0
Soße, grün, Frankfurter Art*	100	196	820	17,2	28
1 Port.	75	147	615	12,9	21
Soße, holländisch**	100	467	1955	46,3	586
1 Port.	75	350	1466	34,7	440
Specksoße*	100	59	247	3,5	5
1 Port.	75	44	185	2,6	4
Suppe, klar (Bouillon)	100	3	13	0,1	0
1 Port.	200	6	26	0,2	0
Suppe, klar, mit Ei*	100	17	73	0,7	34
1 Port.	200	34	146	1,5	68
Suppe, klar, mit Einlage*	100	34	141	1,5	14
1 Port.	200	68	282	2,9	28
Suppe, mit Einlage, gebunden*	100	42	174	2,5	13
1 Port.	200	84	348	5,0	26
Tomatenketchup	100	109	456	0,3	0
1 EL	15	16	68	0,0	0
Tomatenketchupsoße	100	161	672	11,4	2
1 Port.	75	121	504	8,6	2
Tomatenmark	100	46	192	0,4	0
1 EL	15	7	29	0,1	0
Worcestersoße	100	146	611	2,3	0
1 TL	5	7	31	0,1	0

Lebensmittel	g	Brennwert kcal	kJ	Fett g	Chol. mg
Zigeunergrillsoße	100	53	223	1,5	0
1 EL	15	8	33	0,2	0
Zwiebelketchup	100	95	398	0,1	0
1 EL	15	14	60	0,0	0

Süßwaren, Eiscreme und Marmeladen

Lebensmittel	g	kcal	kJ	Fett g	Chol. mg
Cremedessert aus Trockenprod.*	100	94	395	1,6	5
1 Port.	120	113	474	1,9	6
Energieriegel m. Haselnußcreme*	100	471	1972	26,1	7
1 Stück	35	165	690	9,1	2
Geleefrüchte	100	365	1528	0,1	0
1 Stück	10	37	153	0,0	0
Götterspeise	100	144	602	3,7	11
1 Port.	150	216	903	5,6	17
Gummibärchen	100	330	1381	0,1	0
1 Stück	2	7	28	0,0	0
Honig	100	314	1315	0,0	0
1 Port.	20	63	263	0,0	0
Kakaopulver, Instant	100	402	1683	3,7	0
1 geh. EL	15	60	252	0,6	0
Karamellbonbons	100	404	1692	0,3	0
1 Stück	7	28	118	0,0	0
Karamelcreme*	100	67	280	1,7	6
1 Port.	150	101	420	2,6	9
Karamelpudding**	100	152	636	4,5	131
1 Port.	180	274	1145	8,1	236
Kaugummi	100	401	1677	0,0	0
1 Streifen	3	12	50	0,0	0
Krokant	100	456	1910	10,7	0
Lakritze	100	390	1633	0,9	0
Marshmallows	100	344	1441	0,0	0
1 Stück	7	24	101	0,0	0
Marzipan	100	481	2014	17,6	0
1 Stück	6	29	121	1,1	0
Milchschokolade, 1 Tafel	100	433	1812	10,0	11
1 Stück	7	30	127	0,7	1
Müsli-Riegel	100	413	1728	19,1	0
1 Stück	25	103	432	4,8	0
Nougat	100	536	2243	31,7	0
1 Stück	11	59	247	3,5	0
Nuß-Nougat-Creme, süß	100	406	1699	7,5	0
1 Port.	20	81	340	1,5	0

Lebensmittel	g	Brennwert kcal	kJ	Fett g	Chol. mg
Orangeat, 1 Paket	100	303	1269	0,3	0
Ovomaltine	100	389	1629	2,0	6
1 EL	200	778	3258	3,9	12
Pralinen	100	418	1748	5,3	0
1 Stück	15	63	262	0,8	0
Rote Grütze	100	24	101	0,0	0
1 Port.	150	36	152	0,1	0
Rumkugeln	100	416	1742	9,1	0
1 Stück	20	83	348	1,8	0
Schokolade, gef. m. Milch/Jogh.	100	361	1513	6,0	3
1 Riegel	20	72	303	1,2	1
Schokolade, gef. m. Trauben-Nuß	100	450	1884	11,9	0
1 Riegel	20	90	377	2,4	0
Schokoladenguß (Glasur)*	100	359	1502	13,5	11
Schokoladenpudding*	100	137	575	4,3	61
1 Port.	150	206	863	6,5	92
Schokoladenschaum**	100	348	1459	10,4	203
1 Port.	180	626	2626	18,6	365
Schokoladensoße*	100	68	284	1,9	5
1 Port.	75	51	213	1,5	4
Toffees	100	469	1962	15,0	0
1 Stück	7	33	137	1,1	0
Vanilleflammeri	100	54	224	1,7	24
1 Port.	150	81	336	2,6	36
Vanillepudding*	100	138	579	3,7	86
1 Port.	180	248	1042	6,6	155
Vanillesoße, süß*	100	112	471	4,2	88
1 Port.	75	84	353	3,1	66
Vanillinzucker	100	395	1653	0,0	0
1 Päckchen	10	40	165	0,0	0
Weinbrand-Bohne	100	397	1662	5,3	0
1 Stück	8	32	133	0,4	0
Weincreme*	100	152	636	6,6	64
1 Port.	150	228	954	9,9	96
Weinschaumsoße*	100	101	422	3,5	72
1 Port.	75	76	317	2,6	54
Zartbitterschokolade	100	415	1737	10,2	0
1 Riegel	20	83	347	2,0	0
Zitronat (Sukkade), 1 Paket	100	287	1200	0,4	0
Zitronencreme*	100	144	601	6,3	88
1 Port.	150	216	902	9,4	132
Zucker	100	390	1632	0,0	0
1 EL	15	59	245	0,0	0

Lebensmittel	g	Brennwert kcal	kJ	Fett g	Chol. mg
Zuckerguß	100	347	1452	0,0	0
Eiscreme*	100	166	695	2,7	10
1 Port.	75	125	521	2,0	8
Eis mit Sahne*	100	195	817	10,8	52
1 Port.	90	176	735	9,7	47
Eiskonfekt	100	542	2271	28,8	0
1 Stück	15	81	341	4,3	0
Erdbeereis	100	121	506	2,1	7
1 Port.	75	91	380	1,6	5
Fruchteis	100	134	562	1,2	4
1 Port.	75	101	422	0,9	3
Softeis	100	134	563	2,2	8
1 Port.	50	67	282	1,1	4
Speiseeis	100	156	652	4,1	33
1 Port.	75	117	489	3,1	25
Vanilleeis	100	131	549	6,2	107
1 Port.	75	98	412	4,7	80
Zitronensorbet	100	150	626	0,2	0
1 Port.	50	75	313	0,1	0
Konfitüre, Gelee, Marmeladen	100	289	1209	0,3	0
1 Port.	20	58	242	0,1	0
Aprikosenmarmelade	100	312	1307	0,1	0
1 Port.	20	62	261	0,0	0
Birnenkraut, gesüßt	100	228	956	0,9	0
1 Port.	20	46	191	0,2	0
Boysenbeermarmelade	100	290	1215	0,4	0
1 Port.	20	58	243	0,1	0
Brombeermarmelade	100	313	1309	0,9	0
1 Port.	20	63	262	0,2	0
Erdbeermarmelade	100	310	1297	0,6	0
1 Port.	20	62	259	0,1	0
Heidelbeermarmelade	100	313	1311	0,3	0
1 Port.	20	63	262	0,1	0
Himbeermarmelade	100	295	1235	0,3	0
1 Port.	20	59	247	0,1	0
Johannisbeermarmelade, rot	100	306	1281	0,2	0
1 Port.	20	61	256	0,0	0
Johannisbeermarmelade, schwarz	100	330	1380	0,1	0
1 Port.	20	66	276	0,0	0
Mirabellenmarmelade	100	315	1317	0,2	0
1 Port.	20	63	263	0,0	0
Orangenmarmelade	100	303	1268	0,2	0
1 Port.	20	61	254	0,0	0
Pfirsichmarmelade	100	315	1320	0,1	0
1 Port.	20	63	264	0,0	0

Lebensmittel	g	Brennwert kcal	kJ	Fett g	Chol. mg
Sauerkirschemarmelade	100	318	1331	0,4	0
1 Port.	20	64	266	0,1	0
Stachelbeermarmelade	100	309	1292	0,2	0
1 Port.	20	62	258	0,0	0
Süßkirschmarmelade	100	317	1326	0,3	0
1 Port.	20	63	265	0,1	0

Fisch und Meeresfrüchte

Aal**	100	299	1249	24,5	142
1 Port.	150	449	1874	36,8	213
Aal, geräuchert**	100	407	1706	32,9	195
1 Port.	50	204	853	16,5	98
Barsch (Flußbarsch)*	100	89	370	0,8	72
1 Port.	150	134	555	1,2	108
Bismarckhering*	100	168	703	10,4	56
1 Stück, mittelgroß	150	252	1055	15,6	84
Brathering*	100	222	928	15,2	87
1 Stück	200	444	1856	30,4	174
Bückling*	100	241	1005	15,5	90
1 Port.	125	301	1256	19,4	113
Forelle*	100	112	467	2,7	55
1 Port.	150	168	701	4,1	83
Forelle, geräuchert*	100	188	787	4,5	89
1 Port.	50	94	394	2,3	45
Garnelen, 1 Port.**	100	105	441	1,5	160
Hecht	100	89	372	0,8	–
1 Port.	150	134	558	1,3	–
Heilbutt*	100	110	461	2,3	50
1 Port.	150	165	692	3,4	75
Heilbutt, schwarzer, ger.*	100	277	1159	18,4	77
1 Port.	50	139	580	9,2	39
Heilbutt, gebraten*	100	142	593	6,0	54
1 Port.	250	355	1483	15,0	135
Hering*	100	222	926	14,9	85
1 Port.	150	333	1389	22,4	128
Hering, geräuchert**	100	322	1348	21,5	122
1 Port.	50	161	674	10,7	61
Hering, mager, gesalzen*	100	84	351	0,5	49
1 Port.	125	105	439	0,6	61
Hering, eingelegt	100	43	178	0,8	4
1 Port.	250	108	445	1,9	10
Heringsfilet in Dillsoße*	100	192	804	12,3	54

Lebensmittel	g	Brennwert kcal	kJ	Fett g	Chol. mg
Heringsfilet in Senfcreme*	100	191	800	13,6	47
Heringsfilet in Tomatensoße*	100	170	710	10,9	47
Heringsfilet, Matjesart*	100	403	1686	36,5	99
1 Filet	80	322	1349	29,2	79
Heringssalat*	100	128	534	5,6	18
1 Port.	75	96	401	4,2	14
Hummer, frisch, gegart, 1 Port.**	100	88	368	1,9	152
Labskaus*	100	168	702	7,4	19
1 Port.	250	420	1755	18,6	48
Kabeljau (Dorsch)*	100	82	341	0,4	50
1 Port.	150	123	512	0,6	75
Kabeljaufilet, gebacken*	100	148	618	7,9	64
1 Port.	150	222	927	11,9	96
Kabeljau, geräuchert*	100	151	631	0,9	88
1 Port.	150	227	947	1,3	132
Karpfen	100	125	522	4,8	–
1 Port.	150	188	783	7,2	–
Karpfen, blau*	100	163	683	10,3	66
1 Port.	300	489	2049	30,9	198
Kaviar, echt**	100	286	1196	15,5	300
1 EL	5	14	60	0,8	15
Kaviarersatz**	100	248	1040	13,5	261
1 EL	5	12	52	0,7	13
Krabben, 1 Port.**	100	105	441	1,5	160
Krebsfleisch, 1 Port.**	100	105	441	1,5	160
Lachs*	100	217	906	13,6	35
1 Port.	150	326	1359	20,4	53
Lachs, gebraten*	100	256	1070	17,1	29
1 Port.	250	640	2675	42,9	73
Lachs, gekocht*	100	186	779	11,5	27
1 Port.	250	465	1948	28,7	68
Languste (ausgelöst), 1 Port.**	100	95	397	1,1	200
Makrele*	100	195	816	11,9	70
1 Port.	150	293	1224	17,9	105
Makrele, geräuchert**	100	293	1226	17,5	109
1 Port.	50	147	613	8,7	55
Makrele in Öl, Konserve*	100	333	1396	28,1	57
1 Port.	150	500	2094	42,1	86
Miesmuscheln, 1 Port.**	100	56	234	1,3	148

Lebensmittel	g	Brennwert kcal	kJ	Fett g	Chol. mg
Rollmöpse*	100	73	306	2,1	6
1 Port.	250	183	765	5,3	15
Rotbarsch, paniert**	100	228	955	12,7	123
1 Port.	150	342	1432	19,0	184
Rotbarschfilets in Soße*	100	127	531	7,9	46
1 Port.	250	318	1328	19,6	115
Sardellen	100	110	461	2,3	–
1 Port.	150	165	692	3,5	–
Sardellen, Konserve*	100	267	1117	20,7	10
1 Stück	5	13	56	1,0	1
Sardellen, geräuchert*	100	185	773	3,7	21
1 Stück	5	9	39	0,2	1
Sardellenpaste**	100	286	1196	15,5	300
Sardinen	100	135	563	5,2	–
1 Port.	150	203	845	7,8	–
Sardinen, geräuchert*	100	237	994	10,7	23
Sardinen in Öl, Konserve*	100	299	1250	24,3	11
1 Stück	25	75	313	6,1	3
Schillerlocken, geräuchert*	100	257	1075	13,5	91
1 Port.	50	129	538	6,7	46
Schellfisch*	100	80	334	0,1	60
1 Port.	150	120	501	0,2	90
Schellfisch, geräuchert**	100	146	613	0,4	106
1 Port.	150	219	920	0,6	159
Scholle*	100	83	346	0,8	55
1 Port.	150	125	519	1,2	83
Scholle in Rahmsoße**	100	236	990	16,0	193
1 Port.	250	590	2475	40,0	483
Seelachsfilet*	100	128	536	4,4	44
1 Port.	300	384	1608	13,3	132
Seehecht (Hechtdorsch)	100	84	350	0,8	-
1 Port.	150	126	525	1,3	-
Seezunge	100	90	376	1,4	-
1 Port.	150	135	564	2,1	-
Seezunge, geräuchert**	100	160	671	2,3	104
1 Port.	150	240	1007	3,4	156
Sprotten	100	231	966	16,6	-
1 Port.	150	347	1449	24,9	-
Sprotte, Konserve*	100	352	1474	31,1	57
1 Port.	50	176	737	15,6	29
Steinbutt	100	90	376	1,7	-
1 Port.	150	135	564	2,6	-
Thunfisch in Öl, Konserve*	100	365	1530	30,4	53
1 Dose	180	657	2754	54,7	95

Lebensmittel	g	Brennwert kcal	kJ	Fett g	Chol. mg
Thunfischsalat mit Mayonnaise*	100	297	1243	25,6	68
1 Port.	250	743	3108	64,0	170
Tintenfisch, paniert**	100	314	1313	26,4	100
1 Port.	300	942	3939	79,2	300
Venusmuschel**	100	85	355	0,9	150
1 Port.	50	43	178	0,4	75
Zander, geräuchert**	100	161	674	1,3	119
1 Port.	50	81	337	0,6	60
Bouillabaisse	100	86	361	5,3	22
1 Teller	200	172	722	10,6	44
Fisch in Kräutersoße	100	115	481	4,2	–
1 Port.	250	288	1203	10,4	–
Fischfilet, gebacken	100	152	637	3,8	3
1 Port.	200	304	1274	7,6	6
Fischfrikadelle**	100	211	883	12,9	110
1 Port.	140	295	1236	18,1	154
– paniert, tiefgefr.*	100	282	1180	20,3	89
1 Port.	150	423	1770	30,4	134
Fischfrikassee*	100	113	473	4,3	25
1 Port.	250	283	1183	10,8	63
Fischstäbchen**	100	245	1024	15,4	100
1 Port.	150	368	1536	23,1	150
– paniert, tiefgefr.	100	181	759	7,5	110
1 Port.	150	272	1139	11,3	165
Fischsuppe*	100	40	168	1,0	14
1 Teller	200	80	336	2,0	28

Fleisch

Kalbfleisch

Bratenfleisch*	100	154	644	6,5	72
1 Port.	125	193	805	8,2	90
Brust (Spannrippe)*	100	164	687	7,7	73
1 Port.	125	205	859	9,7	91
Filet, mager*	100	126	526	3,2	71
1 Port.	125	158	658	4,0	89
Filet, mittelfett*	100	164	687	7,7	73
1 Port.	125	205	859	9,7	91
Fleisch, mager*	100	124	518	3,0	71
1 Port.	125	155	648	3,7	89
Fleisch, mittelfett*	100	154	644	6,5	72
1 Port.	125	193	805	8,2	90
Gulaschfleisch, mittelfett*	100	152	636	6,3	72
1 Port.	125	190	795	7,9	90

Lebensmittel	g	Brennwert kcal	kJ	Fett g	Chol. mg
Hackfleisch*	100	129	539	4,0	70
1 Port.	125	161	674	5,0	88
Haxe, mager*	100	135	566	4,3	71
1 Port.	156	211	883	6,8	111
Hinterbein (Haxe)*	100	135	566	4,3	71
1 Port.	125	169	708	5,4	89
Keule, mager*	100	135	566	4,3	71
1 Port.	125	169	708	5,4	89
Keule, mittelfett*	100	164	687	7,7	73
1 Port.	125	205	859	9,7	91
Kochfleisch*	100	154	644	6,5	72
1 Port.	125	193	805	8,2	90
Kotelett*	100	154	644	6,5	72
1 Port.	156	240	1005	10,2	112
Kotelett, mittelfett*	100	154	644	6,5	72
1 Port.	125	193	805	8,2	90
Nacken (Kamm), mager*	100	135	566	4,3	71
1 Port.	125	169	708	5,4	89
Nacken (Kamm), mittelfett*	100	144	604	5,4	72
1 Port.	125	180	755	6,7	90
Rouladenfleisch, mager*	100	133	558	4,1	71
1 Port.	125	166	698	5,1	89
Rouladenfleisch, mittelfett*	100	152	636	6,3	72
1 Port.	125	190	795	7,9	90
Kalbsrollbraten*	100	153	639	9,7	48
1 Port.	150	230	959	14,5	72
Rücken, mager*	100	135	566	4,3	71
1 Port.	125	169	708	5,4	89
Schnitzel*	100	135	566	4,3	71
1 Port.	125	169	708	5,4	89
Schnitzel, mittelfett*	100	154	644	6,5	72
1 Port.	125	193	805	8,2	90
Kalbschnitzel, natur*	100	277	1161	21,3	68
1 Port.	150	416	1742	32,0	102
Kalbsschnitzel, Wiener*	100	229	957	11,4	60
1 Port.	150	344	1436	17,0	90
Kalbsgeschnetzeltes*	100	161	673	11,0	36
1 Port.	200	322	1346	22,0	72
Kalbsfrikassee*	100	107	446	5,7	36
1 Port.	200	214	892	11,5	72
Schulter (Bug)*	100	154	644	6,5	72
1 Port.	125	193	805	8,2	90
Steak, mager*	100	135	566	4,3	71
1 Port.	125	169	708	5,4	89
Steak, mittelfett*	100	154	644	6,5	72
1 Port.	125	193	805	8,2	90

Lebensmittel	g	Brennwert kcal	kJ	Fett g	Chol. mg
Königsberger Klopse, Konserve*	100	140	586	9,0	39
1 Stück	50	70	293	4,5	20
Markklößchen, Konserve**	100	394	1650	27,0	242
1 Stück	25	99	413	6,8	61
Pichelsteiner, Konserve*	100	82	344	3,3	22
1 Teller	250	205	860	8,3	55
Ragoût fin, Konserve*	100	181	756	10,3	83
1 Port.	125	226	945	12,9	104

Rindfleisch

Bratenfleisch, mittelfett*	100	201	842	11,2	60
1 Port.	125	251	1053	14,0	75
Bratenfleisch, mager*	100	154	643	5,6	60
1 Port.	125	193	804	7,0	75
Fehlrippe*	100	246	1032	17,0	70
1 Port.	125	308	1290	21,3	88
Filet (Lende), mager*	100	154	643	5,6	60
1 Port.	125	193	804	7,0	75
Filet (Lende), mittelfett*	100	238	995	15,5	60
1 Port.	125	298	1244	19,4	75
Fleisch*	100	201	842	11,2	60
1 Port.	125	251	1053	14,0	75
Fleisch, mager*	100	154	643	5,6	60
1 Port.	125	193	804	7,0	75
Fleisch, mittelfett*	100	201	842	11,2	60
1 Port.	125	251	1053	14,0	75
Rindfleischbrühe mit Ei*	100	31	130	2,0	99
1 Port.	200	62	260	3,9	198
Gulaschfleisch, mager	100	152	635	5,4	60
1 Port.	125	190	794	6,8	75
Gulaschfleisch, mittelfett	100	216	903	12,9	60
1 Port.	125	270	1129	16,2	75
Gulasch, Szegediner Art*	100	102	426	7,0	25
1 Port.	240	245	1022	16,8	60
Gulasch, ungarische Art*	100	121	505	8,2	23
1 Port.	160	194	808	13,2	37
Gulasch, Konserve*	100	129	539	6,0	43
1 Port.	125	161	674	7,5	54
Gulaschsuppe*	100	64	266	3,1	11
1 Port.	200	128	532	6,2	22
Gulaschsuppe, Konserve*	100	107	448	6,1	27
1 Tasse	150	161	672	9,2	41
Hackfleisch*	100	238	997	15,0	70
1 Port.	125	298	1246	18,7	88

Lebensmittel	g	Brennwert kcal	kJ	Fett g	Chol. mg
Beefsteak, deutsch*	100	212	887	13,6	76
1 Port.	150	318	1331	20,4	114
Fleischklößchen**	100	268	1123	12,3	124
1 Port.	150	402	1685	18,5	186
Frikadelle*	100	214	895	12,2	90
1 Port.	180	385	1611	21,9	162
Hackbraten*	100	186	780	9,4	92
1 Port.	150	279	1170	14,1	138
Hinterbein (Hesse), mager*	100	149	623	5,0	60
1 Port.	125	186	779	6,3	75
Hinterbein (Hesse), mittelfett*	100	192	804	10,1	60
1 Port.	125	240	1005	12,7	75
Hochrippe*	100	242	1012	16,5	70
1 Port.	125	303	1265	20,6	88
Keule, mager*	100	154	643	5,6	60
1 Port.	125	193	804	7,0	75
Keule, mittelfett*	100	182	763	9,0	60
1 Port.	125	228	954	11,2	75
Kochfleisch, mager*	100	149	623	5,0	60
1 Port.	125	186	779	6,3	75
Kochfleisch, mittelfett*	100	208	870	12,0	60
1 Port.	125	260	1088	15,0	75
Kochfleisch mit Soße*	100	55	229	3,0	16
1 Port.	200	110	458	6,0	32
Kotelett*	100	238	995	15,5	60
1 Port.	125	298	1244	19,4	75
Kotelett, mager*	100	154	643	5,6	60
1 Port.	125	193	804	7,0	75
Nacken (Kamm), mager*	100	154	643	5,6	60
1 Port.	125	193	804	7,0	75
Nacken (Kamm), mittelfett*	100	220	921	13,4	60
1 Port.	125	275	1151	16,8	75
Oberschale*	100	134	563	4,3	70
1 Port.	125	168	704	5,3	88
Ochsenschwanz*	100	196	820	11,0	75
Ochsenschwanzsuppe, geb.*	100	67	280	3,6	16
1 Tasse	150	101	420	5,5	24
Rücken (Roastbeef), mager*	100	154	643	5,6	60
1 Stück	150	231	965	8,4	90
Rücken (Roastbeef)*	100	238	995	15,5	60
1 Port.	125	298	1244	19,4	75
Rücken (Roastbeef), mittelfett*	100	238	995	15,5	60
1 Port.	125	298	1244	19,4	75
Schulter (Bug), mittelfett*	100	201	842	11,2	60
1 Port.	125	251	1053	14,0	75

Lebensmittel	g	Brennwert kcal	kJ	Fett g	Chol. mg
Steak, mager*	100	154	643	5,6	60
1 Port.	150	231	965	8,4	90
Steak, mittelfett*	100	238	995	15,5	60
1 Port.	125	298	1244	19,4	75
Rindersteak mit Kräuterbutter*	100	375	1568	29,0	94
1 Port.	180	675	2822	52,2	169
Rumpsteak*	100	287	1203	22,1	78
1 Port.	150	431	1805	33,2	117
Rouladenfleisch, mager*	100	152	635	5,4	60
1 Port.	125	190	794	6,7	75
Rouladenfleisch, mittelfett*	100	179	750	8,6	60
1 Port.	125	224	938	10,8	75
Rinderroulade mit Soße*	100	161	672	10,1	34
1 Port.	200	322	1344	20,2	68
Rinderroulade, Konserve*	100	177	740	12,1	44
1 Port.	250	443	1850	30,2	110
Tatar	100	130	546	3,5	62
1 Port.	75	98	410	2,6	47
Vorderbein (Hesse), mager*	100	149	623	5,0	60
1 Port.	125	186	779	6,3	75
Sauerbraten mit Soße*	100	169	709	11,1	34
1 Port.	200	338	1418	22,3	68
Tafelspitz, gekocht*	100	59	247	3,3	22
1 Port.	125	74	309	4,1	28

Schweinefleisch

Bauch (Dünnung), mittelfett*	100	200	838	11,9	64
1 Port.	125	250	1048	14,9	80
Brust (Spannrippe)*	100	200	838	11,9	64
1 Port.	125	250	1048	14,9	80
Eisbein, mittelfett*	100	200	838	11,9	64
1 Port.	125	250	1048	14,9	80
Eisbein, fett*	100	234	978	15,8	64
1 Port.	125	293	1223	19,8	80
Eisbein und Sauerkraut**	100	359	1504	21,2	115
1 Port.	200	718	3008	42,4	230
Haxe*	100	151	634	5,5	60
1 Port.	125	189	793	6,9	75
Filet*	100	156	652	6,7	65
1 Port.	125	195	815	8,3	81
Fleisch, mager*	100	156	652	6,7	65
1 Port.	125	195	815	8,3	81
Gulaschfleisch, mager*	100	154	644	6,5	65
1 Port.	125	193	805	8,1	81

Lebensmittel	g	Brennwert kcal	kJ	Fett g	Chol. mg
Schweinegulasch**	100	84	350	4,8	120
1 Port.	200	168	700	9,7	240
Hackfleisch*	100	339	1420	25,0	70
1 Port.	125	424	1775	31,3	88
Hackfleisch (halb u. halb)*	100	314	1316	24,0	70
1 Port.	125	393	1645	30,0	88
Kochfleisch*	100	200	838	11,9	64
1 Port.	125	250	1048	14,9	80
Kotelett*	100	230	962	15,4	64
1 Port.	125	288	1203	19,2	80
Nacken (Kamm)*	100	211	884	13,2	64
1 Port.	125	264	1105	16,5	80
Kassler Rippenspeer in Kraut*	100	99	416	6,1	25
1 Port.	200	198	832	12,2	50
Rollbraten mit Soße*	100	167	698	10,6	37
1 Port.	200	334	1396	21,2	74
Rollbraten mit Zwiebel und Tomate*	100	159	667	8,2	55
1 Port.	200	318	1334	16,4	110
Schweineroulade mit Soße*	100	158	662	10,6	33
1 Port.	200	316	1324	21,2	66
Schnitzel*	100	183	768	9,9	65
1 Stück	125	229	960	12,4	81
Schnitzel, natur*	100	221	927	14,4	59
1 Port.	125	276	1159	18,0	74
Schnitzel, paniert*	100	234	981	14,5	98
1 Port.	150	351	1472	21,8	147
Cordon bleu vom Schwein**	100	187	781	11,4	239
1 Port.	150	281	1172	17,1	359
Jägerschnitzel*	100	187	782	10,9	57
1 Port.	180	337	1408	19,6	103
Rahmschnitzel*	100	160	669	10,0	59
1 Port.	150	240	1004	14,9	89
Schaschlik*	100	293	1228	22,6	67
1 Port.	125	366	1535	28,2	84
Steak, mager*	100	156	652	6,7	65
1 Port.	125	195	815	8,3	81
Steak, mittelfett*	100	230	962	15,4	64
1 Port.	125	288	1203	19,2	80
Schweinesteak*	100	260	1089	19,5	61
1 Port.	125	325	1361	24,4	76
Schweinebauch, gefüllt*	100	182	760	10,5	98
1 Port.	150	273	1140	15,7	147
Schweinefiletsteak, gebraten*	100	361	1513	27,1	84
1 Port.	125	451	1891	33,9	105
Schmorbraten mit Soße*	100	294	1230	25,2	47
1 Port.	200	588	2460	50,5	94

Lebensmittel	g	Brennwert kcal	kJ	Fett g	Chol. mg
Schweinebraten mit Soße*	100	105	440	5,0	36
1 Port.	200	210	880	10,1	72
Spanferkel*	100	169	709	8,9	91
1 Port.	125	211	886	11,2	114

Lammfleisch

Lammbraten*	100	185	775	13,5	55
1 Port.	200	370	1550	26,9	110
Lammkotelett	100	407	1703	33,7	85
1 Port.	240	977	4087	80,9	204
Schaf, Filet	100	156	654	6,7	70
1 Port.	125	195	818	8,4	88
Schaffleisch*	100	230	965	15,5	70
1 Port.	125	288	1206	19,3	88
Schaf, Keule	100	213	892	13,4	70
1 Port	125	266	1115	16,8	88
Schaf, Kotelett	100	230	965	15,5	70
1 Port.	125	288	1206	19,3	88
Schaf, Schnitzel	100	156	654	6,7	70
1 Port.	125	195	818	8,4	88

Innereien

Kalbsbries**	100	109	458	3,0	290
1 Port.	125	136	573	3,8	363
Kalbshirn**	100	122	511	7,8	2000
1 Port.	125	153	639	9,8	2500
Kalbsleber**	100	150	626	4,5	360
1 Port.	125	188	783	5,6	450
Kalbsniere**	100	126	529	5,0	380
1 Port.	125	158	661	6,2	475
Rinderherz**	100	136	569	6,0	150
1 Port.	125	170	711	7,5	188
Rinderleber**	100	135	566	3,8	270
1 Port.	125	169	708	4,7	338
Rinderniere**	100	123	516	5,0	375
1 Port.	125	154	645	6,2	469
Rinderzunge**	100	226	945	16,0	100
1 Port.	125	283	1181	20,0	125
Schweineleber**	100	159	665	6,0	340
1 Port.	125	199	831	7,5	425
Schweineniere**	100	116	484	4,0	365
1 Port.	125	145	605	5,0	456

Lebensmittel	g	Brennwert kcal	kJ	Fett g	Chol. mg

Wild und Geflügel

Brathähnchen, Brust*	100	112	470	0,9	60
1 Port.	125	140	588	1,1	75
Brathähnchen, Keule*	100	120	502	3,1	74
1 Port.	125	150	628	3,8	93
Brathähnchen, tiefgefroren*	100	139	580	7,8	75
Hähnchen, gegrillt**	100	347	1452	17,8	150
1 Port.	200	694	2904	35,6	300
Hühnerfrikassee*	100	136	569	8,4	50
1 Port.	200	272	1138	16,9	100
Ente, Fleisch*	100	246	1030	17,2	80
1 Port.	125	308	1288	21,5	100
Ente, gebraten, mit Soße*	100	373	1563	29,1	97
1 Port.	200	746	3126	58,3	194
Fasan, Fleisch*	100	157	656	5,2	80
1 Port.	125	196	820	6,5	100
Gans, Fleisch mit Haut*	100	392	1641	33,6	80
1 Port.	125	490	2051	42,0	100
Gans, Fleisch mit Haut, tiefgefroren*	100	392	1641	33,6	80
Pute, Fleisch mit Haut*	100	165	691	7,5	72
1 Port.	125	206	864	9,4	90
Pute, Brust*	100	119	498	1,0	60
1 Port.	125	149	623	1,2	75
Pute, Keule*	100	124	521	3,6	75
1 Port.	95	155	649	4,5	94
Putenschnitzel, gebraten*	100	148	619	5,3	46
1 Port.	150	222	929	8,0	69
Suppenhuhn, Fleisch	100	274	1147	20,3	–
1 Port.	125	343	1435	25,4	–
Suppenhuhn, tiefgefroren*	100	200	836	14,4	70
Eintopf m. Hühnerfleisch u. Gemüse*	100	135	565	5,3	24
1 Teller	200	270	1130	10,7	48
Rebhuhn*	100	246	1031	9,0	90
1 Port.	125	308	1289	11,3	113
Wachtel, Fleisch*	100	161	672	5,7	80
1 Port.	125	201	840	7,1	100
Hase, Fleisch, frisch*	100	128	538	3,0	65
1 Port.	125	160	673	3,8	81
Hauskaninchen, Fleisch*	100	171	718	8,0	71
1 Port.	125	214	898	10,0	89
Hirsch, Fleisch	100	143	600	5,0	–
1 Port.	125	179	750	6,2	–

Lebensmittel	g	Brennwert kcal	kJ	Fett g	Chol. mg
Reh, Fleisch	100	117	489	1,4	–
1 Port.	125	146	611	1,8	–

Fleisch- und Wurstwaren

Bauernbratwurst**	100	384	1606	22,8	125
1 Stück	150	576	2409	34,2	188
Bierschinken/Schinkenpastete*	100	198	828	10,5	67
1 Scheibe	25	50	207	2,6	17
Bierwurst*	100	304	1274	25,7	62
1 Scheibe	25	76	319	6,4	16
Blutwurst*	100	448	1875	43,7	53
1 Scheibe	25	112	469	10,9	13
Bockwurst*	100	304	1273	25,1	65
1 Stück	115	350	1464	28,8	75
Bratwurst, geräuchert**	100	383	1602	22,6	125
1 Stück	150	575	2403	33,9	188
Bratwurst**	100	300	1257	22,1	111
1 Stück	150	450	1886	33,1	167
Cabanossi (Brühwurst)*	100	264	1104	16,0	83
1 Stück	125	330	1380	20,0	104
Cervelatwurst**	100	407	1706	30,4	101
1 Scheibe	20	81	341	6,1	20
Champignonleberwurst**	100	309	1292	15,8	287
1 Port.	30	93	388	4,7	86
Cocktailwürstchen*	100	261	1094	21,6	55
1 Glas = 20 Stück = 125 g	125	326	1368	26,9	69
Corned beef, deutsch, Konserve*	100	265	1108	18,9	57
1 Scheibe	25	66	277	4,7	14
Currybratwurst*	100	304	1272	23,5	72
1 Stück	150	456	1908	35,2	108
Currywurst*	100	262	1098	13,9	39
1 Port.	150	393	1647	20,8	59
Debreziner (Brühwurst)*	100	276	1156	16,8	87
1 Stück	125	345	1445	21,0	109
Eierpastete**	100	309	1295	22,8	152
1 Port.	25	77	324	5,7	38
Fleischkäse, einfach*	100	327	1370	29,3	56
1 Scheibe	30	98	411	8,8	17
Fleischwurst / Stadtwurst*	100	311	1301	25,6	66
1 Scheibe	20	62	260	5,1	13
Fleischwurst im Blätterteig*	100	195	817	15,8	45
1 Port.	150	293	1226	23,7	68
Frankfurter Würstchen*	100	286	1196	21,2	69
1 Paar	100	286	1196	21,2	69

Lebensmittel	g	Brennwert kcal	kJ	Fett g	Chol. mg
Frühstücksfleisch, Konserve*	100	200	838	13,1	58
1 Port.	30	60	251	3,9	17
Geflügelmortadella*	100	265	1109	18,3	84
1 Scheibe	30	80	333	5,5	25
Gelbwurst*	100	320	1338	26,6	68
1 Scheibe	20	64	268	5,3	14
Gänseleber in Aspik**	100	162	680	4,3	499
1 Port.	30	49	204	1,3	150
Gänseleberpastete**	100	270	1131	11,7	530
1 Port.	30	81	339	3,5	159
Göttinger Schinkenwurst, roh**	100	375	1568	20,7	126
1 Port.	30	113	470	6,2	38
Hausmacher Leberwurst**	100	450	1882	42,0	147
1 Port.	30	135	565	12,6	44
Herzwurst**	100	274	1148	18,6	103
1 Port.	30	82	344	5,6	31
Hirschsalami**	100	430	1802	29,9	139
1 Port.	30	129	541	9,0	42
Jagdwurst*	100	266	1112	15,7	82
1 Scheibe	20	53	222	3,1	16
Käseschinkenwurst*	100	265	1109	15,6	78
1 Port.	30	80	333	4,7	23
Kalbfleischwurst*	100	293	1225	22,1	72
1 Port.	30	88	368	6,6	22
Kalbsleberwurst**	100	448	1877	41,7	169
1 Port.	30	134	563	12,5	51
Kümmelwurst (Rohwurst)*	100	467	1955	39,0	98
1 Port.	30	140	587	11,7	29
Kassler*	100	273	1144	17,6	79
1 Scheibe	20	55	229	3,5	16
Katenrauchwurst**	100	364	1524	17,5	134
1 Port.	30	109	457	5,2	40
Knackwurst/Dicke/Rote/Servela*	100	338	1414	27,9	72
1 Stück	125	423	1768	34,8	90
Kochsalami*	100	320	1340	24,4	78
1 Port.	30	96	402	7,3	23
Krakauer*	100	275	1151	14,3	97
1 Port.	30	83	345	4,3	29
Kräuterleberwurst**	100	421	1764	39,2	137
1 Port.	30	126	529	11,8	41
Leberkäse*	100	315	1320	26,1	82
1 Scheibe	30	95	396	7,8	25
Landjäger**	100	386	1617	26,1	111
1 Port.	30	116	485	7,8	33
Leberpastete**	100	388	1624	34,8	137
1 Port.	30	116	487	10,4	41

Lebensmittel	g	Brennwert kcal	kJ	Fett g	Chol. mg
Leberpreßsack, einfach**	100	341	1427	23,8	189
1 Port.	30	102	428	7,1	57
Lyoner, fettarm*	100	256	1073	21,7	36
1 Scheibe	20	51	215	4,3	7
Leberknödel (Suppeneinlage)*	100	54	224	2,2	49
1 Port.	200	108	448	4,4	98
Mettwurst, grob**	100	345	1444	20,7	112
1 Port.	30	104	433	6,2	34
Mortadella. fettarm*	100	284	1191	25,8	50
1 Scheibe	30	85	357	7,7	15
Pfälzer Saumagen*	100	274	1148	14,7	65
1 Port.	125	343	1435	18,4	81
Plockwurst*	100	519	2171	47,3	83
1 Port.	30	156	651	14,2	25
Preßkopf*	100	450	1883	42,8	74
1 Scheibe	30	135	565	12,8	22
Rindswurst*	100	328	1373	26,9	63
1 Stück	125	410	1716	33,7	79
Rauchfleisch*	100	200	836	7,1	77
1 Port.	30	60	251	2,1	23
Rostbratwurst*	100	260	1087	13,3	93
1 Port.	150	390	1631	19,9	140
Salami**	100	439	1837	31,3	117
1 Scheibe, dünn geschnitten	5	22	92	1,6	6
Schinkenplockwurst, luftgetr.**	100	351	1468	15,8	134
1 Port.	30	105	440	4,7	40
Schinkenpreßkopf*	100	423	1770	37,6	71
1 Port.	30	127	531	11,3	21
Schinkenwurst*	100	314	1313	23,4	77
1 Scheibe	20	63	263	4,7	15
Schlachtplatte und Sauerkraut*	100	142	594	9,8	42
1 Port.	180	256	1069	17,7	76
Schinkenspeck, roh, unger.*	100	402	1683	36,0	80
1 Scheibe	30	121	505	10,8	24
Schwartenmagen*	100	333	1395	18,6	91
1 Port.	30	100	419	5,6	27
Schwarzwälder Speck*	100	598	2503	60,0	80
1 Scheibe	30	179	751	18,0	24
Schweineschinken, gekocht*	100	215	901	13,0	85
1 Scheibe	40	86	360	5,2	34
Schweineschinken, roh, ger.*	100	360	1506	30,0	80
1 Scheibe	30	108	452	9,0	24
Schinken, gefüllt*	100	193	809	9,4	69
1 Port.	50	97	405	4,7	35
Schweinespeck, durchw.*	100	645	2700	65,0	90
1 Scheibe	30	194	810	19,5	27

Lebensmittel	g	Brennwert kcal	kJ	Fett g	Chol. mg
Schweinezungensülze**	100	119	499	4,2	237
1 Port.	30	36	150	1,3	71
Sternpastete*	100	281	1175	20,6	70
1 Port.	30	84	353	6,2	21
Streichmettwurst*	100	419	1753	34,2	91
1 Port.	30	126	526	10,3	27
Sülzkotelett*	100	190	797	11,1	54
1 Port.	200	380	1594	22,3	108
Teewurst*	100	428	1793	36,7	86
1 Port.	30	128	538	11,0	26
Tiroler Schinkenwurst*	100	255	1066	10,9	99
1 Port.	30	77	320	3,3	30
Thüringer Rotwurst**	100	163	683	9,1	128
1 Port.	30	49	205	2,7	38
Trüffelmosaikpastete*	100	282	1179	20,6	80
1 Port.	30	85	354	6,2	24
Trüffelleberwurst**	100	303	1268	15,6	283
1 Port.	30	91	380	4,7	85
Weißwurst*	100	305	1278	24,0	73
1 Stück	125	381	1598	29,9	91
Wiener Würstchen, Konserve*	100	273	1142	23,4	55
1 Paar	70	191	799	16,4	39
Würfelpastete*	100	278	1166	21,0	66
1 Port.	30	83	350	6,3	20
Wurstsülze*	100	252	1054	17,4	76
1 Scheibe	30	76	316	5,2	23
Wurstsalat mit Öl**	100	304	1274	27,6	131
1 Port.	125	380	1593	34,5	164
Wurst-Käse-Salat mit Mayonnaise*	100	245	1027	18,7	26
1 Port.	125	306	1284	23,4	33
Zigeuner-/Paprikaspeckwurst*	100	301	1260	22,9	67
1 Port.	30	90	378	6,9	20
Zungenblutwurst*	100	391	1638	34,5	89
1 Scheibe	30	117	491	10,4	27
Zungenpreßkopf**	100	389	1630	32,2	256
1 Port.	30	117	489	9,6	77
Zwiebelwurst*	100	474	1985	46,1	56
1 Port.	30	142	596	13,8	17
Zwiebelleberwurst, einfach**	100	428	1791	40,1	175
1 Port.	30	128	537	12,0	53

Lebensmittel mit hohem Fettgehalt

Lebensmittel	g	Fett g
Pflanzenöl im Durchschnitt	100	99,9
Butterschmalz	100	99,0
Kokosfett	100	99,0
Butter	100	82,8
Margarine (Linolsäure 50%)	100	80,0
Margarine	100	72,6
Paranüsse	100	67,0
Walnüsse, europäisch	100	63,0
Pistazien, geröstet	100	55,8
Sesam, geröstet	100	54,4
Erdnußmus	100	52,3
Sonnenblumenkerne	100	48,0
Cashewnüsse, geröstet	100	47,6
Kalbsleberwurst	100	41,7
Milchhalbfett (Butterhalbfett)	100	40,5
Crème fraîche 40% Fett	100	40,0
Halbfettmargarine	100	40,0
Gans, Fleisch mit Haut	100	33,6
Brie	100	33,0
Aal, geräuchert	100	32,9
Greyerzer 45% Fett i. Tr.	100	32,3
Appenzeller 45% Fett i. Tr.	100	32,0
Salami	100	31,3
Gorgonzola	100	31,2
Leinsamen	100	31,0
Schlagsahne 30% Fett i. Tr.	100	31,0
Blätterteig, tiefgefroren	100	30,6
Thunfisch in Öl (Konserve)	100	30,4
Schweineschinken, roh, geräuchert	100	30,0
Emmentaler 45% Fett i. Tr.	100	30,0
Fleischkäse, einfach	100	29,3
Gouda 45% Fett i. Tr.	100	29,0
Spritzgebäck	100	28,7
Sojabratlinge (naß)	100	27,7
Markklößchen (Konserve)	100	27,0
Edamer 45% Fett i. Tr.	100	27,0
Tilsiter 45% Fett i. Tr.	100	27,0
Gelbwurst	100	26,6
Leberkäse	100	26,1
Parmesan 45% Fett i. Tr.	100	26,0
Mortadella, fettarm	100	25,8
Croissant (Butterhörnchen)	100	25,8
Blätterteigstückchen	100	25,7
Bierwurst	100	25,7

Lebensmittel	g	Fett g
Fleischwurst/Stadtwurst	100	25,6
Camembert 60% Fett i. Tr.	100	25,5
Scheiblette 40% Fett i. Tr.	100	25,4
Bockwurst	100	25,1
Schweinehackfleisch	100	25,0
Butterkäse 50% Fett i. Tr.	100	24,9

Lebensmittel mit hohem Cholesteringehalt

Lebensmittel	g	Chol. mg
Kalbshirn	100	2000
Hühnereigelb, frisch	100	1650
Hühnerei	100	580
Gänseleberpastete	100	530
Rindernieren	100	375
Kaviar, echt	100	300
Sardellenpaste	100	300
Kalbsbries	100	290
Butterschmalz	100	285
Kaviarersatz	100	261
Löffelbiskuit	100	248
Markklößchen (Konserve)	100	242
Butter	100	240
Aal, geräuchert	100	195
Sachertorte	100	182
Marmorkuchen	100	166
Tortenboden aus Mürbeteig	100	163
Garnelen oder Krabben	100	160
Käsesahnetorte	100	156
Eierlikör	100	150
Rinderherz	100	150
Hausmacher Leberwurst	100	147
Biskuitrolle mit Zitronencreme	100	142
Leberpastete	100	137
Kalbsleberwurst, grob	100	135
Cocktaildressing (Fertigprodukt)	100	132
Schlagsahne, extra, 38% Fett	100	132
Berliner (Kräppel, Krapfen)	100	126
Tortenboden aus Biskuitteig	100	124
Hering, geräuchert	100	122
Milchhalbfett (Butterhalbfett)	100	120

Lebensmittel	g	Chol. mg
Crème fraîche 40% Fett	100	117
Königskuchen	100	117
Salami	100	117
Buttergebäck	100	115
Frankfurter Kranz	100	114
Mettwurst, grob	100	112
Bratwurst	100	111
Fischstäbchen, paniert, tiefgefroren	100	110
Greyerzer 45% Fett i. Tr.	100	110
Makrelen, geräuchert	100	109
Schlagsahne 30% Fett	100	109
Cheddar 45% Fett i. Tr.	100	105
Frischkäse 60% Fett i. Tr.	100	103
Chester 45% Fett i. Tr.	100	100
Heringsfilet Matjesart	100	99
Krakauer	100	97
Donauwellen	100	94
Brie	100	93
Emmentaler 45% Fett i. Tr.	100	92

Lebensmittel mit hohem Gehalt an mehrfach ungesättigten Fettsäuren (MUF)

Lebensmittel	g	MUF g
Distelöl (Safloröl)	100	66,1
Sonnenblumenöl	100	54,6
Sojaöl	100	50,4
Maiskeimöl	100	49,2
Walnüsse, europäisch	100	38,4
Margarine (Linolsäure 50%)	100	37,2
Sonnenblumenkerne	100	26,3
Cocktaildressing (Fertigprodukt)	100	25,4
Paranüsse	100	22,2
Sesam, geröstet	100	21,4
Leinsamen	100	18,6
Margarine	100	18,2
Blätterteig, tiefgefroren	100	16,5
Halbfettmargarine	100	15,5
Sojaschrot	100	12,7
Erdnüsse, geröstet	100	12,5
Haselnüsse	100	10,5
Mandeln, süß	100	10,3
Olivenöl	100	8,3

Lebensmittel	g	MUF g
Sojabratlinge (naß)	100	8,3
Pistazien, geröstet	100	8,2
Sardellenpaste	100	7,2
Thunfisch in Öl (Konserve)	100	7,0
Sardellen (Konserve)	100	6,9
Heringsfilet, Matjesart	100	6,9
Müslikeks (Vollkorn)	100	6,8
Müsli mit Trockenobst und Nüssen	100	6,8
Kaviarersatz	100	6,2
Sonnenblumenkernmehl	100	5,8
Bratlinge, vegetarisch, tiefgefroren	100	4,6
Weizenkeime	100	4,5
vegetarische Pasteten	100	4,4
Makrelen, geräuchert	100	4,3
Zwieback	100	4,3
Sojamehl, halbfett	100	4,2
Vollkornzwieback	100	3,9
Graubrot (Roggenbrot)	100	3,6
Cashewnüsse, gröstet	100	3,4
Gans, Fleisch mit Haut	100	3,3
Butterschmalz	100	3,3
Schweineschinken, roh, geräuchert	100	3,1
Butter	100	3,1
Fischstäbchen, paniert, tiefgefroren	100	3,0
Sojabohnen	100	3,0
Aal, geräuchert	100	2,9
Brathering	100	2,7
Tofu	100	2,4
Kichererbsen, getrocknet	100	2,2
Leinsamenbrot	100	2,2
Avocado	100	2,0

Lebensmittel mit hohem Ballaststoffgehalt

Lebensmittel	g	Ballastst. g
Weizenkleie	100	43.0
Bohnen, weiß, getrocknet	100	23.0
Sojamehl, halbfett	100	23,0
Bohnen, dick, reif	100	20,0
Sojaschrot	100	20,0
Knäckebrot	100	16,8
Kidneybohnen (Konserve)	100	16,5
Erbsen, geschält	100	16,0

Lebensmittel	g	Ballastst. g
Roggenvollkornmehl	100	15,7
Kichererbsen, getrocknet	100	15,0
Äpfel, getrocknet	100	14,3
Roggen (Vollkorn)	100	14,0
Roggenmehl, Type 1150	100	13,3
Hirse (Vollkorn)	100	13,0
Linsen, getrocknet	100	12,0
Aprikosen, getrocknet	100	11,4
Vollkornzwieback	100	11,1
Gerstenschrot	100	11,0
Weizenkeime	100	11,0
Weizen (Vollkorn)	100	11,0
Sesam, geröstet	100	11,0
Bananen, getrocknet	100	10,9
Feigen, getrocknet	100	10,9
Erdnüsse, geröstet	100	10,0
Leinsamen	100	10,0
Mandeln, süß	100	9,8
Pumpernickel	100	9,2
Mais (Korn)	100	9,2
Roggenschrotbrot	100	9,1
Grünkern (Vollkorn)	100	9,0
Weizenvollkornmehl	100	9,0
Datteln, getrocknet	100	8,9
Vollkornteigwaren	100	8,8
Vollkornbrot (Roggen)	100	8,6
Pflaumen, getrocknet	100	8,5
Vollkornkeks	100	8,1
Gerstengraupen	100	7,0
Grünkernschrot, Type 1700	100	7,0
Himbeeren	100	7,0
Johannisbeeren, schwarz	100	6,8
Haferflocken	100	6,7
Müsli mit Trockenobst und Nüssen	100	6,5
Roggenbrot	100	6,4
Rosinen	100	6,4
Roggen-/Weizenmischbrot	100	6,0
Vollkornbrötchen	100	5,7
Sojabratlinge (naß)	100	5,5
Müsliriegel	100	5,3
Brokkoli	100	3,5
Bananen	100	3,4

Literaturverzeichnis

Die meisten Nährwerte für Lebensmittel und Gerichte sind dem Bundeslebensmittelschlüssel (BLS) entnommen. Ergänzt wurden diese durch Daten aus der Tabelle Souci, Fachmann, Kraut: Die Zusammensetzung der Lebensmittel. Nährwert-Tabellen 1986/87. Die Angaben für die im folgenden genannten Lebensmittel stammen aus dieser Tabelle: Aal, Barsch, Bückling, Forelle, Hecht, Heilbutt, Hering, Hummer frisch gegart, Kabeljau, Karpfen, Lachs, Makrele, Miesmuscheln, Sardellen, Sardine, Schellfisch, Scholle, Seehecht (Hechtdorsch), Seezunge, Sprotte, Steinbutt, Naturreis, Reis geschält, Wassermelone, Erbsen (grün getrocknet gegart), Zuckermais (Konserve gegart), Champignons (Konserve gegart), Brathähnchen (Keule), Corned beef (deutsch), Putenkeule, Suppenhuhn (Fleisch), Eierteigwaren, Zartbitterschokolade.
Zur Berechnung stand das Programm SONJA zur Verfügung.

Hier die Liste verwendeter Tabellen und weiterführender Literatur:

Assmann, G.
Fettstoffwechselstörungen und Koronare Herzkrankheit
Primärprävention, Diagnostik und Therapie-Leitlinien für die Praxis
MMV Medizin Verlag GmbH München 1988

Assmann, G.; Wahrburg, U.
Arteriosklerose
Risikofaktoren, Vorbeugung, Therapie
Richtige Ernährung bei erhöhtem Cholesterinspiegel
FALKEN Verlag Niedernhausen/Ts. 1989

Bundesgesundheitsamt Berlin
Bundeslebensmittelschlüssel für Verzehrserhebungen (BLS II)
Institut für Sozialmedizin und Epidemiologie des Bundesgesundheitsamtes
Berlin 1989

Deutsche Lebensmittelwerke GmbH
Mengenlehre für die Küche
10. aktualisierte Auflage
Deutsche Lebensmittelwerke GmbH
Hamburg 1989

Kasper, H.
Ernährungsmedizin und Diätetik
6. überarbeitete Auflage
Urban und Schwarzenberg München, Wien, Baltimore, 1987

Peinelt, V.
SONJA (Speiseplan- oder Nährwertberechnungsprogramm jeder Anwendungsstufe), 1989

Schlierf, G.; Geiss, R.-D.; Vogel, G.
Der Cholesterin-Ratgeber
3. überarbeitete Auflage
TRIAS - Thieme Hippokrates Enke
Stuttgart 1989

Souci, Fachmann, Kraut
Die Zusammensetzung der Lebensmittel
Nährwert-Tabellen 1986/87
3. revidierte und ergänzte Auflage
Wissenschaftliche Verlagsgesellschaft mbH
Stuttgart 1986

Umschau-Verlag
Kalorien mundgerecht
6. erweiterte und überarbeitete Auflage
4. verbesserter Nachdruck
Frankfurt/M. 1988

Register

UNSER TIP

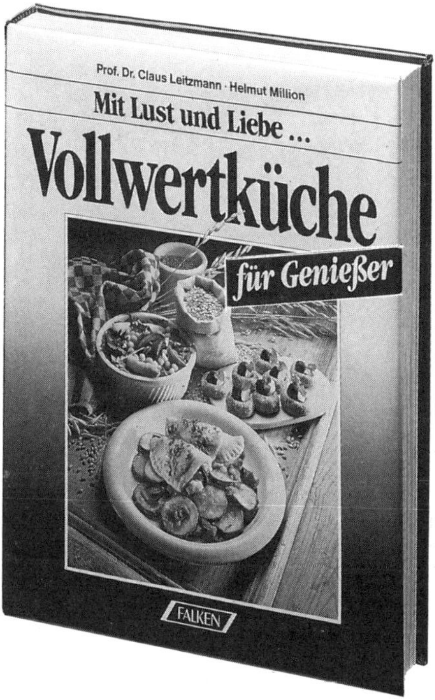

Mit Lust und Liebe
Vollwertküche für Genießer
Von Prof. Dr. rer. nat. Claus Leitzmann, 256 Seiten, 329 Farbfotos, Pappband.
Das einzigartige, durchgehend farbige Standardwerk für die gesunde Küche! Alles über die Prinzipien einer vernünftigen Ernährungsweise, über Vorratshaltung und richtige Verarbeitung. 260 Rezepte für phantasievolle Kreationen. Mit vielen raffinierten Alternativen für „Gesundheitsschädlinge" wie Zucker, Fett oder Salz.
DM 29,80, S 239,–, Fr 28,80
Bestell-Nr.: 4412

FALKEN

Der Spezialist für nützliche Bücher

Falken-Verlag GmbH, Postfach 1120, D-6272 Niedernhausen/Ts.
Telefon: 0 61 27/70 20, Telefax: 0 61 27/70 21 33, Telex 4 185 585 fves d

UNSER TIP

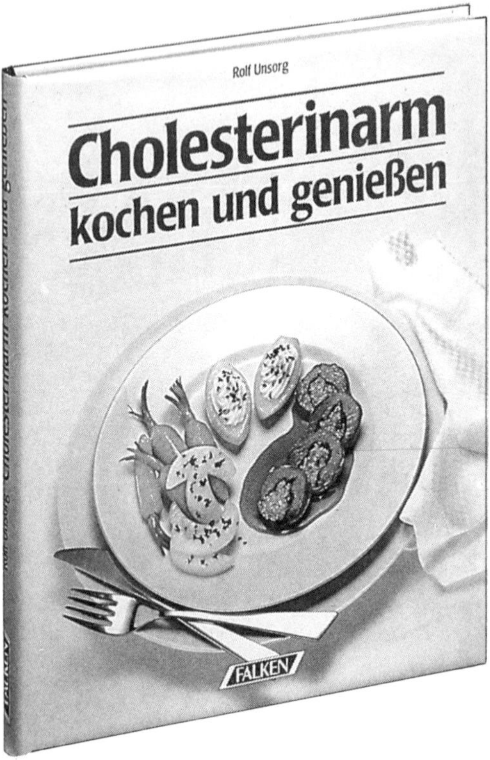

Cholesterinarm kochen und genießen
Von Rolf Ohnsorg, 168 Seiten, 132 Farbfotos, 1 Farbzeichnung, 1 s/w-Foto, Pappband.
Alles über die wichtigsten Lebensmittel und Zubereitungsmethoden der cholesterinarmen Küche. Ideenreiche Rezepte zeigen, wie man gesund und köstlich kochen kann. Alle Gerichte sind kalorienreduziert und berücksichtigen die Anforderungen für die Ernährung bei Diabetes mellitus und Bluthochdruck. Mit Angaben der wichtigsten Inhaltsstoffe sowie der Kalorien/Joule für jedes Rezept.
DM 29,80, S 239,–, Fr 28,80
Bestell-Nr.: 4442

FALKEN

Der Spezialist für nützliche Bücher

Falken-Verlag GmbH, Postfach 1120, D-6272 Niedernhausen/Ts.
Telefon: 0 61 27/70 20, Telefax: 0 61 27/70 21 33, Telex 4 185 585 fves d